新型コロナワクチン副作用が出る人、出ない人

近藤 誠
Makoto Kondo

小学館

はじめに

新型コロナワクチンの接種が、医療従事者から始まり、接種対象は65歳以上の高齢者に拡大されています。ワクチンに効果があって安全であることを願うばかりです。と思っていたら、コロナワクチンを接種してから数日で落命する医療従事者が相次ぎました。なかでも、26歳の女性（看護師）が急死したのには驚かされました。

だれしも「ワクチンの副作用だろう」と直感するはずですが、急死例を検討した「審議会」では、その女性を含め、どのケースも「ワクチンと死亡との因果関係が評価できない」としています（審議会は、厚生労働省〈以下、厚労省〉傘下の、ワクチン専門家からなる会議体）。

今後も「因果関係が評価できない」ままだと、公的には副作用死にはならず、国の予防接種健康被害救済制度で給付される一時金4420万円も支払われません。

本書では国内外の死亡例を含め、これまでに分かっている、新型コロナによる副作用の実態を解説します。副作用死が若者や子どもにも生じ得る点が重要です。

ワクチンは、「みんなが打っているから、わたしも打とう」というような、あいまいな気持ちで、世間の風潮に流されて打つような代物ではありません。とくに新型コロナのワクチンは、これまでなかった製法によるので、効果はもちろん、副作用も未知だからです。

そして日本では（コロナワクチンを含め）**すべての種類のワクチンが「任意接種」とされていることも肝腎です**。もし副作用や後遺症が生じても（打つのを決めたのは本人だからと）「自己責任」とされてしまうのです（ワクチン事故・自己責任の原則）。

したがってワクチンを打つかどうかは、本人（子どもの場合は親）が熟慮して決めるべきです。その際、３つの要素を検討するとよい。すなわち、

・**ワクチンを打つ「必要性」**

・**「有効性」**

・**「安全性」、言いかえれば「副作用」**

です。これらを別々に検討し、最後に比較考量するのが王道です。

僕はこの3月に『新型コロナとワクチンのひみつ』ビジネス社刊（以下、『…ひみつ』と表記）を上梓したばかりです。おかげさまで現在9刷りと版を重ねていますが、続けて本

書を世に出すのは、コロナワクチンの副作用が理由です。『…ひみつ』は、接種開始時期との関係で、日本における副作用の実態について記すことができなかったからです。

本書では、まず、最近急増している「変異株」について検討します。新型コロナはなぜ変異しやすいのか、今後どうなっていくのか、変異株を理由に若い人たちもワクチンを打ったほうがいいのかなど、重要なテーマが多々あります（1章）。

また新型コロナやワクチンについてよく理解するためには、「免疫」について知ることも必要でしょう（3章）。

新型コロナワクチンに関しては、小児用ワクチンや肺炎球菌ワクチンなど、これまで日常的に接種されてきたワクチンの経験や知識が参考になるはずです。しかし日本では、専門家や行政（厚労省）が、それらについて語ることがなく、とても重要な事実が一般の方々に知られずにいます。本書では、そういう重大事実を開示します（4章）。

そして5章から、新型コロナワクチンの有効性や副作用について検討していきます。

ところで本書のタイトルにある「副作用」ですが、専門家やマスコミが「副反応」と呼んでいるものと同じです。それなのになぜ「副作用」と言うのか。そこには本質的な問題が潜んでいるので、少し解説しましょう。

この点欧米では、ワクチンの場合も他のクスリの場合も、なにか起きてほしくない症状が生じると、すべて「有害事象」(adverse event)と呼んでいます。

ところが日本では、薬剤の種類によって言葉を使い分けている。つまり一般のクスリの場合は「副作用」、ワクチンの場合だけ「副反応」と区別するのです。

しかしこれは恣意的な区別であって、欧米の医学常識からすると間違っています。用語を一本に絞るのが妥当です。その場合、日本では、「有害事象」という言葉はなじまないので、一般的なクスリと同じく、「副作用」を用いればよいと思うのです。

そう説明されて湧いてくる疑問は、「専門家たちはなぜ副反応を使うのか?」でしょう。ひとことでお答えすれば、ある人に生じた何か不都合な症状を「副作用」と言うのと「副反応」と呼ぶのでは、人々に与える印象がまったく異なるからでしょう。この問題は本文中でも検討します。

本書がワクチン接種を検討する際の参考になれば幸いです。

2021年6月　近藤誠

第1章

変異株の疑問に答える

2021年4月からの第4波は、各地で感染の急増をもたらしました。その中心にあるのが「変異株」です。

厚労省の専門家会議などでは、

「全国の**90％以上のケースが、感染力が強いイギリス型の変異ウイルスに置き換わった**」

「とくに**40、50代における重症化リスクが高い**傾向も見られる」と。

マスコミは、

「新型コロナに感染しても若者は重症化、死亡しないという〝常識〟から、**若くて健康でも死亡することがあると切り替えるべき**。変異株はこれまでとは**別のウイルスと捉えた方がいい**」という専門家の言も載せていました。

こう言われたら、だれでも浮足立ちますね。

でも「本当なのか？」。専門家やマスコミの言うことを、常に疑ってみることが大切です。

新型コロナの変異株は今後も次々と生まれるので、変異株について知識を深め、疑問を検討していきましょう。

変異株は本当に死亡率が高いのか？

追跡調査の結果を見ると、じつは、死亡率は特に高くありません。

これまでの変異株は、主として英国型です。（世界保健機関（ＷＨＯ）の新しい命名法によると「アルファ株」）２０２０年の末に英国で、突然クラスターが出現しました。

英国株の「感染力」が強いのは確かで、日本に上陸したら、あっという間に従来型と置き換わり、全ウイルスの９割を占めました。

ただし感染力が強いだけなら、個人個人にとってはたいした問題ではありません。自然状態では（従来の風邪コロナ同様）いずれほぼ全員が新型コロナに感染するはずだからです。感染力の強弱は、各人が感染する時期が早いか遅いかを決めるだけとも言えます。

しかし、変異株の「病原性」（＝毒性）が強くなっていると、話は違ってきます。その場合には、重症化する率や死亡率が上昇するはずだからです。

では本当に、毒性が強くなったのか。

この点、今年の３月に「従来型に比し、**英国型は死亡率が61％高い**」とする研究結果が報じられました（Nature 2021: doi: 10.1038/s41586-021-03426-1）。

そこから「英国株は強毒性だ」という話が、研究者の間で一気に広がりました。冒頭で紹介した「重症化リスクが高い」という専門家の言葉も、根拠はこの研究結果にあるのでしょう。

ところが4月になると、「それは違う」「**英国型で重症化し、死亡する率は従来型と同じだ**」とする研究結果が報じられました。「重症化／死亡」の率は、従来型が「38％」、変異株が「36％」だったのです（Lancet Infect Dis 2021:doi:10.1016/S1473-3099(21)00170-5）。

2つの研究は、共に英国で実施されたので、この食い違いは、研究手法の違いから生まれたのでしょう。

まず、前者の（英国株は強毒性だという）研究では、数理的手法によって、死亡率をコンピュータで計算しています。つまり机上の死亡率で、どこまで信頼していいのか疑問です。

これに対し後者の（英国株も従来型と同じだとする）研究では、実際に感染した人たちを追跡調査し、そのうち何人が亡くなったかを把握して、重症化率や死亡率を計算しています。要するに後者の研究のほうが信頼できます。

つまり英国株の毒性は、とくに強くはないようです（インド株については後述）。

なぜ新型コロナの遺伝子は変異しやすいのか？

ウイルス変異というのは、ウイルスの遺伝子が変化することです。

ウイルス粒子は遺伝子とタンパク質からできていますが、最初に変わるのは遺伝子です。

新型コロナウイルスは、遺伝子が変異しやすいのです。

すると、遺伝子はタンパク質の「設計図」なので、**ウイルスが指令してつくるタンパク質に変化が生じ、「変異タンパク質」ができます。このタンパク質が「毒性」を持つかどうかが問題**になるわけです。


新型コロナウイルスの遺伝子は、４種の「塩基」が並んでつながった「ｍＲＮＡ」遺伝子です。３万個の塩基が連なって、１本の鎖になっています。この並び方を「塩基配列」と言い、並び方に応じて何種類ものタンパク質が細胞内でつくられます。

それから、細胞内ではウイルスのｍＲＮＡも複製され、タンパク質と一緒になって、新たな多数のウイルス粒子が完成するわけです。

新型コロナウイルスが変異しやすいというのは、この3万個の塩基の一部が脱落したり、入れ替わったりしやすい、という意味です。塩基配列が異なれば（前述のように）つくられるタンパク質も違ってきます。

塩基配列のどの部位に変異が生じるか、いつ変異するかは、全くの偶然によります。

3万個の塩基のうち、およそ2週間で1個が変異する、と言われています。

個々のコロナ患者の体内でも、コロナ遺伝子は活発に変異を繰り返しており、それを実証した研究があります。

免疫システムの働きが悪くなった「免疫不全状態」の人が新型コロナに感染し、その人を治療しながら複数回、遺伝子を解析し「塩基配列」を調べた研究です。免疫システムがうまく働かないため、感染が長引き、複数回のウイルス検査が可能になったものです。

すると154日の経過中にウイルスは変異を繰り返し、すべての塩基配列のうち6か所が次々と変化していました（N Engl J Med 2020;383:2291）。

こうして変異したウイルスは、しかし、他人へ感染できるとは限りません。その人から他人に移ることができず、一代限りで消滅してしまうこともあり得ます。

これに対し、感染力が強い変異ウイルスが生じた場合には、どんどん感染を広げて従来型と置き換わっていくわけです。

現在のところ、新型コロナが変異して強毒化したという確かな証拠はないようです。

ウイルスは、意思も目的も持たないので、特定の方向だけに変異する、ということはないはずです。変異後に弱毒化することも、強毒化することもあり得ます。
ただ、強毒化すると宿主が寝込んだり、入院、隔離されたりして、ウイルスがばらまかれるチャンスを失うことにもなります。また、宿主たるヒトを殺してしまうと、ウイルスも一緒に死んでしまう。

種の保存という視点から考えると、自分（ウイルス）が生き延びるうえで、そういう不利な方向には変化しないとも考えられます。ただこれらは今のところ、すべて仮説です。

大阪の死者が急増したのは、変異株が強毒化したせいか？

第4波で、大阪の死者数が急増したのは、ひとつには、感染者の数が増えたからです。死亡する率（危険性）が同じでも、感染者の数が増えれば当然、死亡者数が多くなります。実際、大阪の吉村知事は、感染者の致死率を分析した結果、第3波の時は約2・5％、第4波は1・5％だとして、「第4波の方が、実は致死率のパーセントとしては少ないという状況」と説明しています。

大阪で入院できない重症患者が増えたのは、変異株が原因ではなく、新型コロナ患者を支える医療体制が貧弱だったのが理由です。

日本は、病床数は多いのですが、コロナの重症患者を入院させるための病床が極少です。欧米では、当然のこととして他目的の病床をコロナ用に転用してきたから、日本の数倍から10数倍の感染爆発も乗り切れてきました。

新型コロナは、日本の医療体制がいかにもろくて融通が利かないかを、白日の下にさらしたと思います。

そして、亡くなられている方のほとんどは、高齢者です。

たとえば5月7日に大阪府は、死者が50人と発表しました。

この50人中、70代が18人、80代が23人、90代以上が4人です。50代と60代はそれぞれ2人ずつで、40代以下の死者はゼロでした。

重症で入院している患者の中に、若い世代が増えているというのも、それとなく高齢者の入院を制限し、若い世代を優先入院させているためでしょう。

高齢者がコロナで亡くなりやすいのはなぜか?

新型コロナで高齢者の死亡率が高いのは、各国共通です。老いるほど、免疫システムの働きが落ち、種々の病原体に対する抵抗力が失われていくからです。

そして、日本の高齢者がコロナで亡くなりやすい理由には、**「不健康寿命」**が影響している可能性があります。

不健康寿命というのは、**国民の平均寿命から、人々が元気に日常を送ることができる期間である、「健康寿命」を差し引いたもの**です。

つまり、不健康寿命とは「健康上の理由で日常生活に何か影響がある」寿命で、その中にはボケたり、寝たきりになったり、介護を受けている人々が含まれます。

言い換えると日本には、ボケたりヨボヨボしたりして今にも亡くなりそうな人たちが山のようにいます。そういう人たちは、自宅のほか、介護施設や、寝たきり患者を受け入れる病院にもたくさんおられます。

そしてそれらの「虚弱な」高齢者は、じつは肺炎で亡くなりやすい。風邪やインフルエンザをきっかけに肺炎になるのです。

昔から肺炎は、老衰していつ亡くなっても不思議はない高齢者の（命の）ロウソクを消す最後のひと吹き、長患いの苦悩から解放してくれる恩恵・恩寵、と考えられてきました。

けれども介護施設では、入所者が風邪やインフルエンザで肺炎を起こして亡くなると、外聞が悪い。そこでコロナ禍の前から、各施設はで感染の予防に、かなり気を遣ってきました。

その結果、施設内に虚弱高齢者が増え、不健康寿命を伸ばす一因になってきたのです。

もうひとつの要因として、北欧などでは見られない「半強制的な食事介助」があります。

今回のコロナ禍では、各施設は、親戚の面会を拒絶するなど、いっそう厳格な防御態勢を取り、コロナウイルスの侵入を防いできました。それがかなり成功していたから、介護施設でのコロナ死者が少なかったのです。

介護施設でクラスターが増えた理由

しかし、人間の緊張感はなかなか長続きしないものです。

つまり介護施設の職員は、これまでウイルスの侵入を防ぐため精一杯の努力をしてきました。それなのにコロナの勢いは衰えず、先が見えないため、人心が倦んできた。どこと特定はできないけれども、作業手順や行動になんとなく緩みが出て、ウイルスの侵入を許すようになった。

いったんウイルスが侵入すれば、ドミノ倒しのように虚弱高齢者がバタバタと亡くなるのは必然です。しかし、そういう高齢者たちは、もしコロナ禍がなく従来通りの生活をしていたら、風邪やインフルエンザが流行してとっくに亡くなっていた可能性も高い。それがコロナ禍になって、施設職員のがんばりでウイルスが侵入せず、命を長らえてきたのです。

そして施設が一所懸命になればなるほど、虚弱高齢者が増え、クラスターが発生したとき、その規模が大きくなるのです。したがって、クラスターを出した施設を非難しないようにしましょう。

第４波との関連で、専門家たちが「若者が重症化している」と、よく公言していました。しかし、10代、20代に重症化の事実はなく、「若い人たち」がだれを指すのかが問題です。これまで、予防接種の対象となってきた「高齢者」は65歳以上なので、この年齢未満の人たちは報道や専門家によっては、「若い人たち」とか「若者」として扱われている可能性があります。そうだとすると、40代でも若者とくくられます。

他方、このところ何かにつけて「若者」が強調されているのは、ワクチン対象年齢を引き下げていくとき、20代の人たち（あるいは10代）にも受けさせようという布石ないし、魂胆があるのではないかと、ぼくはみています。

報道や専門家の発言を聞いたとき、「若者」って何歳のこと？　と考えるクセをつけましょう。本書の最終章では、年代別にワクチン接種の当否を検討します。

若い世代が亡くなるのはなぜか？

20代の方も亡くなっていますが、いまだまれです。

若いのに亡くなる理由を考えてみると、まず基礎疾患ないし体質が挙げられます。20代の死亡者が全国で3人のとき、2人は肥満者だったと聞きました。うち1人は、ビア樽型肥満の力士で、重度の糖尿病にかかっていました。

最近亡くなられた方は、基礎疾患がなかったようですが、どんな感染症でも若い人が例外的に亡くなることはあり得ます。例外的にしか発生しないまれなケースを持ち出して、全国すべての20代を不安に陥れるのはやめてほしい。そういう煽動によって20代がワクチン接種を受け、副作用で死ぬ可能性があるからです（7章以降）。

もうひとつ注意してほしいのは、解熱剤の問題です。

新型コロナのような発熱性のウイルス性疾患に対して解熱剤を使うと、病状が長引き、ときに重症化します。

　これまでインフルエンザで、20代以下の人たちに大量の死者を出した「スペイン風邪」「ライ症候群」「インフルエンザ脳症」は皆、ウイルスが原因で亡くなったのではなく、解熱剤による薬害です。解熱剤さえ使わなければ、重症化せず、死ななかったはずなのです（4章）。

　僕は、悲劇的なケースの相談に乗ったことがあります。

　20代後半の健康な若者が、インフルエンザと思われる症状を発して都内のクリニックを受診した後、皮膚がズルリと剝《む》けて急死したのです。「中毒性表皮壊死症《ちゅうどくせいひょうひえししょう》」です。そのため遺族の（代理人たる）弁護士が相談に来ました。

　記録を見ると、体格の良い屈強な若者で、インフルエンザで死ぬはずがない。さらに記録を読むと、解熱剤が処方されていました。中毒性表皮壊死症は、ほぼすべてが、抗菌薬などクスリの副作用で生じます。

　僕は弁護士に言いました。「亡くなられた理由は、クリニックで処方された解熱剤でしょう。インフルエンザを含む感染症に対する解熱剤は、病状を長引かせるばかりでなく、このように死亡する危険性もあります。ただ損害賠償を求めてこのクリニックを訴えるのは難しい。解熱剤の使用があまりに一般的になっているため、医師が無頓着に処方しても、裁判所は違法だとは判定しないからです」と。

話が終わって、さて誰が処方したのかな、とカルテ（のコピー）を見ると、慶應医学部時代の同級生でした。どうも大切な知識を身につけずに開業したようです。

なぜ解熱剤が危ないのか？

中毒性表皮壊死症のようなクスリの副作用のほか、肝腎な感染症が長引き、重症化する可能性が高いからです。

免疫システムがウイルスを駆逐するには、体温が高い状態が最適です。熱があると、免疫システムの働きが円滑になり、ウイルスの勢いが衰えます。そのため免疫細胞が「発熱物質」などの「サイトカイン」を分泌しているのです。決してウイルスが体温を上げているのではありません。

それなのに体温を下げると、免疫システムの力が衰え、その隙にウイルスは増殖して数を増やします。

そして解熱剤の影響が切れると、力を回復した免疫細胞は、ウイルスが前よりも増えているのにびっくり仰天。大慌てでウイルスを撃退しようとし、前にも増して大量のサイトカインを分泌します。このサイトカインが悪さをするのです。解熱剤を飲んだあと、前より高い熱がでるのは、サイトカインが前より大量に出るからです。そして悪くすると「サイトカインストーム」になります。

発熱があって、コロナだと診断されると、気落ちするうえ心配になりますね。この熱を何とか下げなきゃ、というお気持ちはわかりますが、死への一里塚です。

熱が下がってああうれしいと思っても、いずれクスリが切れると、免疫細胞がサイトカインを出して体温は急上昇。再び解熱剤で熱を下げると、また上がる。これの繰り返しで、病状は長引くものです。解熱剤を飲まなければ、数日で軽快するのに。

まあ長引いても、最終的に軽快すればよいのですが、中に重症化し、亡くなる人が出てくるわけです。ぼくは健康な20代の人が亡くなるのは、十中八、九、解熱剤のせいだろうと見ています。

熱はコロナを早く治すのに必要なもの。免疫システムが発熱させている。この考え方を広めてください。

ウイルスが強毒化しないわけ

世界ではこれまで、いろいろな変異株が登場しましたが、強毒化したという確実な証拠があるものは未確認です。

インド株（WHOの命名では「デルタ株」）の感染力は強く、人々の間を広がっていくスピードが速いようです。いずれ日本でも変異株の主流になるでしょう。しかし、毒性（病原性）が従来型より強い証拠はありません。

この点インドでは、コロナのピーク時に1日の感染者数が40万人を超え、死者も1日4000人を上回りました。その数だけ聞くと驚きます。

しかしインドの人口は14億人弱と、日本の10倍以上なので、死亡した人の実数だけを問題にするのは間違いです。

コロナ感染者のうち何人が亡くなったかという「致死率」を比べてみましょう。

新型コロナが登場してから今年5月までは、日本のウイルスは従来型が多く、インドではインド株が多かったはずです。

そこでコロナの致死率を見ると、日本は「1・69％」であるのに対し、インドのそれは「1・09％」でした。

もし新型コロナが変異しても強毒化しないとすると、そうなる理由ないし仕組みがあるはずなので、それを検討してみましょう。

まず、新型コロナのウイルス粒子は、遺伝子を収めた球体部分と、それに刺さった多数の「スパイク蛋白」からなっています。このスパイク蛋白は、人体細胞の表面にある「受容体」と結合するのが役目で、毒性は持っていない。つまり、もしスパイク蛋白が変異した場合、感染スピードが速くなることはあっても、ウイルスの毒性は強くならないのです。

つぎに（スパイク蛋白が受容体に結合したあと）ウイルス粒子のなかの遺伝子が細胞内に入り、タンパク質が20種以上、合成されます。これらの中に「毒性」を発揮し得るものが含まれています。細胞に「アポトーシス」を引き起こすタンパク質です（J Mol Biol 2021:433:166725）。

アポトーシスは「細胞の自殺」です。細胞が（病原体や毒素などで）傷ついた場合（その細胞）を体内から消し去る、いわば自浄のための「自殺する仕組み」です。新型コロナが細胞に入ったときに、アポトーシスの引き金が引かれれば、その細胞は自滅します（Cell Mol Immunol 2020:17:881）。

そこで、もし（ある臓器で）多くの細胞がアポトーシスをおこすと、臓器の機能が低下し、機能不全になるはずです。これが「新型コロナの病原性」ないし「毒性」の正体でしょう。別にウイルスが毒を出すわけではなく、ヒトの細胞が自滅して、臓器の機能が低下するわけです。

では、遺伝子変異によって（アポトーシスを引き起こしやすい）変異タンパク質が生み出されたら、毒性も強くなるのか？　その可能性はあります。

しかしアポトーシスがおこると、その細胞は、内部のウイルスもろとも死滅してしまいます。つまり、タンパク質の毒性が強くなるほど、ウイルスも死滅しやすくなり、他の人々に感染しにくくなる。――これが、遺伝子変異が盛んな新型コロナで、毒性の強い変異株がなかなか生じない根本理由ではないでしょうか。

変異株にワクチンは効くのか？

イギリスでの経験が参考になります。

イギリスは英国株の発祥地で、２０２０年12月からの大流行期には、新型コロナの１日の感染者数が最大６万８０００人、死者数が最大で１日１６００人と、新型コロナは猖獗《しょうけつ》を極めました。人口は日本の約半数なので、日本だったら毎日３０００人以上が亡くなったことになります。

そこで英国政府は、２０２０年12月から住民へのワクチン接種を始め、明けて1月からはイングランドで厳格なロックダウン（都市封鎖と住民の自宅蟄居《ちっきょ》）を実施しました。その後は、新型コロナの感染者数も死者数も激減しています。使用されたワクチンは、ファイザー製などの遺伝子ワクチンです。

この激減がワクチンによるものかどうか。多くの専門家らは、ワクチン効果によって新型コロナが激減したと言っています。とするならばワクチンは、英国株に対しても効果があったことになります。

しかしぼくは疑問の余地があると思います。英国ではワクチン接種開始と同時に厳格なロックダウンを実施したため、その影響がかなりあるのでは、と思うのです。

英国は、２０２1年4月3日の段階で、1度でもワクチンを接種した人の割合は46％。つまり半数以上はワクチン接種を受けていないわけですが、その時点で新型コロナの発症数は激減して、ゼロに近づいていました。

このことから、半数程度が接種を受けただけで変異株に対する「集団免疫」が獲得できる可能性があります。ただ5月になって英国では、インド株の感染者数が増え始めました。集団免疫がついたと断定するのは時期尚早のようです。

ワクチン効果はどれくらい続くのか？

ワクチン接種後の感染は、自然感染後の「再感染」と似たところがあります。もし新型コロナウイルスが変異しなければ、自然に感染した場合と同じく、ワクチンで獲得した免疫は何年も続くはずです。しかし新型コロナはどんどん変異するので、あたかも別のウイルスのようになり、ワクチン効果が長続きしないであろうと（一応）考えられます。

この点ファイザーのＣＥＯ（最高責任者）も、本年4月に、「ワクチンを接種した人も1年以内に追加接種が必要になるだろう」と語っています。つまり毎年1回は打てと。

しかしこれはビジネストークと見るべきでしょう。せっかく（年間）何兆円も稼げるワクチンを開発し実用化したのに、今年限りで終わらせたくない、という願望がにじみ出ています。

実際には新型コロナは、４種ある風邪コロノの仲間と見るのが妥当です。そうであれば新型コロナワクチンで獲得した免疫は、変異したウイルスに対しても、ある程度は対応でき、症状が生じても軽くすむことでしょう。

世界でワクチン接種が完了し、感染すべき人が感染し終わるであろう来年になれば、新型コロナも全員にとって「ただの風邪」となる、と見ています。

ワクチンで、できる抗体は複数ある

勘違いしている方が多そうですが、自然感染やワクチン接種によって作られる抗体は、1種ではありません。

ワクチンはスパイク蛋白に結合する抗体を作り出しますが、スパイク蛋白はかなり大きなタンパク質であるため、抗体が結合できる場所が複数あるのです。したがって、抗体も複数つくられます。

たとえばスパイク蛋白に、抗体結合が可能な部位が10か所あると仮定しましょう。その場合、ワクチン接種により、それぞれの部位に結合できる抗体が10種できるわけです。

そしてウイルスが変異するとき、多少とも形が違ったスパイク蛋白ができるはずですが、その場合、すべての結合部位が変化するとは考えにくい。少なくとも何か所かの（結合部位の）形は変わらず、過去につくられた抗体のうちの数種が結合できるはずです。
こうして変異株に対しても、ワクチン効果は（ある程度）残り、発症を予防するか、症状を軽くすると考えられます。

【追記】最近、変異株に対する、遺伝子ワクチンの有効性を調べた研究結果が、論文の形で何本も報じられています。
・英国株に対するファイザーワクチンの（感染防止の）有効率は「89・5％」。
・南アフリカ株に対する同ワクチンの（感染防止の）有効率は「75・0％」（以上はdoi:10.1056/NEJMc2104974）。
第三相試験では、従来株に対する同ワクチンの有効率は95％だったので、変異株に対する有効率は少し下がるようです。
・南アフリカ株に対するアストラゼネカワクチンの（感染防止の）有効率は「10・4％」（NEngl J Med 2021; 384:1885）。

第2章

ワクチンの必要性

どんな感染症も、病原性が低く、感染者や死亡者が多くなければ、ワクチンを打つ必要性はないか、少ないと言えます。

この点、新型コロナは、国によって感染者や死亡者の数が大きく異なります。

1章で述べたように、英国は、２０２１年1月のピーク時には、1日の感染者数が6万８０００人で、死亡者数は１６００人。英国の人口は日本の約半分なので、倍にすると、13万６０００人と３２００人。

これに対し日本では、同年1～2月のピーク時に、それぞれ８０００人と１２０人なので、英国のほうが一桁以上多いことになります。他の欧州各国や米国でも、大変な数の感染者や死亡者が出ているので、ワクチンを打つ必要性は高いと言えます。

ただ、感染者数を強調することには疑問符が付きます。なぜならば、ウイルスを検出する「ＰＣＲ《ピーシーアール》検査」を増やせば、無症状の「陽性者」がどんどん見つかるからです。また後述するように、ワクチンでは副作用で死亡者が出ます（6章以降）。仮にも**コロナ感染者数を減らすために、副作用で死亡者が出たのでは本末転倒**です。

本書では、コロナによる死亡者と副作用による死亡者の両方を重視していきます。

国によって死亡者数が大きく違う理由

日本で新型コロナによる死亡者が少ない理由は、日本人には重症化しにくくなるような「ファクターX」があるからではないか、という方向で議論されてきました。が、今に至るも「これだ！」というような原因は見つかっていません。おそらく複数の要因（ファクター）が関係しているのではないか。

以下に、僕が考える、日本人にコロナ死が少ない理由を挙げてみます。

日本人にコロナ死が少ない要因①　日本人は世界一健康

各国の平均寿命の長短は、その国の人々の健康度を表わしているはずです。この点日本は、世界一の平均寿命を誇っており、世界一健康な国民であると言えます。長寿の理由はいろいろでしょうが、ひとつには各種の感染症による死亡率が第２次世界大戦以後、大幅に減少していることが挙げられます。

世界一健康で、各種感染症で死亡しにくくなっているとすれば、新型コロナにかかったとしても死亡しにくいのは、いわば当然でしょう。

これに対し（日本人より）平均寿命が短い欧米諸国では、新型コロナで重症化しやすい「基礎疾患」がある人が多いと推察できます。

日本人にコロナ死が少ない要因② 国土が狭く、人口密度が高い

日本は山が多く、平地が少ないのに、世界有数の人口を抱えているため、欧米諸国に比べると「密」に生活しています。

人々が密集して生活していると、風邪やインフルエンザにかかりやすい。だから日本の人々は、他国に比べ現在に至るまで、いろいろな病原体に数多く感染してきたはずです。そして病原体に次々とさらされるほどに、生き残る人たちの免疫システムがより活性化され、未経験の新型コロナに対しても（部分的な？）免疫を獲得してきたのではないか。

日本人にコロナ死が少ない要因③ BCGが役立った？

BCGは、結核予防目的のワクチンで、中身は「ウシ型結核菌」です。

現在世界には、国民全員に（子どもの頃）BCGを打つ国と、打たない国とがあり、日

本は前者です。そのＢＣＧが新型コロナの予防に役立っているのではないか、ファクターＸではないか、と言う人たちがいました。僕は十分あり得る話だと思っています。

免疫システムは、一度かかった感染症（病原体）に二度かからなくするのが原則です。ところが例外的に、別の病原体に対しても（部分的な）免疫を獲得することがあるのです。その仕組みを「交差免疫」といいます（３章）。

前項で、風邪やインフルエンザにかかっていると、新型コロナに対する免疫がつくのではないかと述べましたが、これも交差免疫によります。そもそもＢＣＧというウシ型結核菌を投与して「ヒト型結核」という別種の感染症の予防効果を狙うのも、交差免疫を期待してのことなのです。

この点ＢＣＧにより、ウイルスに対する交差免疫が生じるかどうか確かめる「比較試験」が、ヨーロッパで高齢者を対象として実施されました。

高齢者を2班に分け、一方にはＢＣＧを打ち、他方には「プラセボ」（＝偽薬。生理食塩水）を打って、その後の経過をみたものです。するとＢＣＧ群では、各種ウイルス感染症の発症数が確かに減ったのです（Cell 2020;183:315）。

ただしこの試験は（新型コロナが登場していない）２０１７年に開始されたので、ＢＣＧが新型コロナ感染症を減らすかどうかは不明です。また高齢者では、ＢＣＧによって「全身ウシ結核症」を発症して亡くなることもあります（N Engl J Med 2021;384:651）。

日本におけるハイリスクな人々

新型コロナによる死亡者は日本では少ないとはいえ、死亡する人は確かにいます。どういう人たちが亡くなりやすいかというと、欧米での研究では、

- **高齢者**
- **基礎疾患のある人**
- **喫煙者**
- **肥満者**

などが挙げられています。

日本では、死亡する人が少ないこともあり、正確な研究や報告に欠けています。何かで突然死して、ＰＣＲ検査をしてみたら陽性だったケースは、たとえ死因が別にあっても、コロナで亡くなったことにされてしまうのも、正確な解析を妨げます。

図１　性・年齢階級別の新型コロナ死亡者数（2021年５月10日時点）

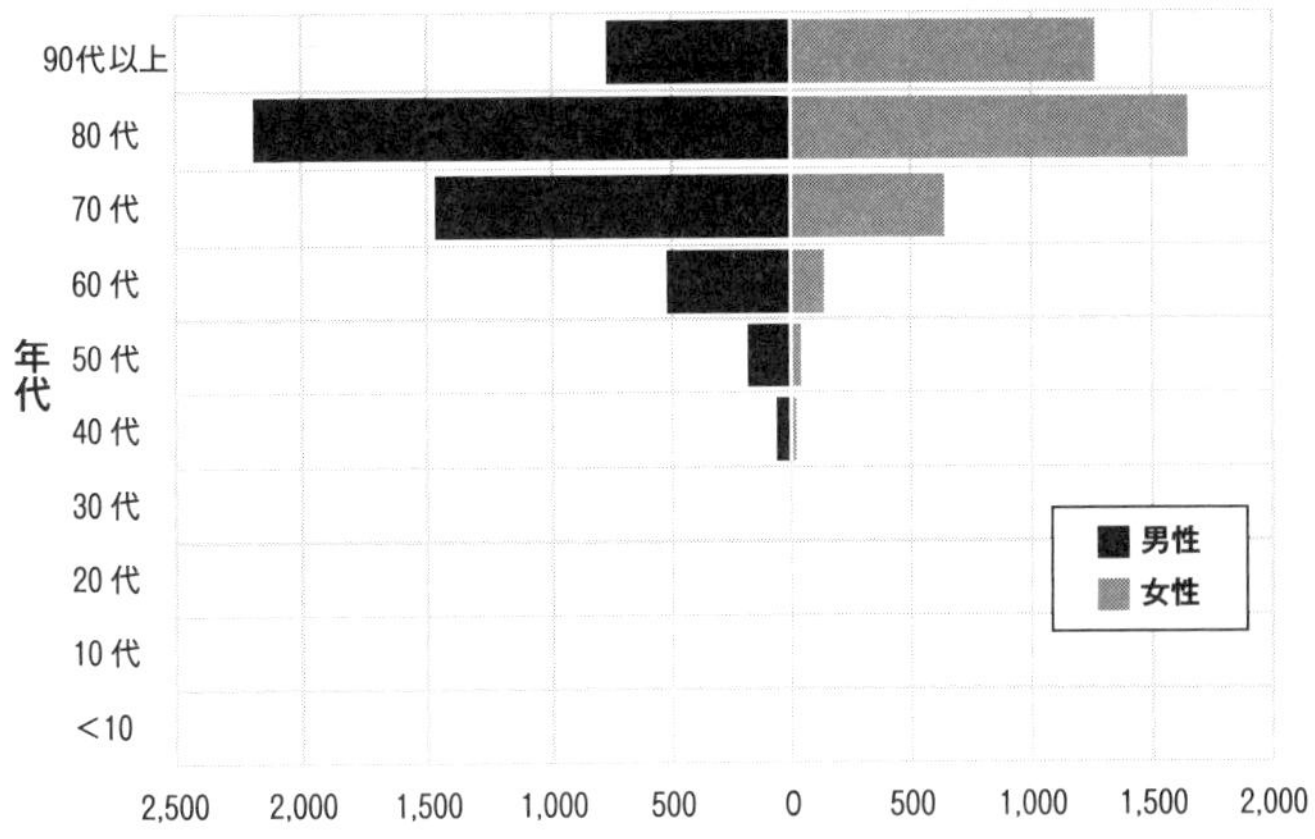

出典：国立社会保障・人口問題研究所　　死亡数（人）

日本においても、高齢者ほど亡くなりやすいのは確かです。

図１は、２０２１年５月までの、日本でのコロナ死亡者の性別と年齢別の統計です。

新型コロナによる死亡者のうち、80代以上が65％を占め、70代以上と合わせると９割に上ります。なお図では死亡者がいないかのように見える20代と30代も、少数ながら死亡者が出ています。ただあまりに少なく、図に書き入れることができません。

これら高齢の方々は、直感的には、ワクチン接種の必要性が高い、と言えるでしょう。

ただ本当にワクチンを接種したほうがいいかどうかは、必要性のほか、「有効性」や「安全性」をも勘案して決めるべきです。

高齢者も健康度はまちまち

コロナ死亡報道や統計の問題点は、亡くなった高齢者が、それまで元気だったのか、自立していたのか、基礎疾患があったのか、介護施設の入所者だったかなどが皆目わからないことです。

もともと高齢者は呼吸器系の感染症で亡くなりやすく、そのことには、どうにかしようとしても、どうしようもない面があります。これまで風邪などをきっかけに、高齢者が肺炎で亡くなるのは、「お迎えが来た」とか「天佑」と考えられてきました。

だから介護施設などで「そのとき」を待っている高齢者が、コロナで亡くなるのは「しかたのないこと」「命が有限である人間の運命」との考えもあります。

そしてコロナで亡くなりやすい高齢の方々は、コロナの予防接種を受けても、別の呼吸器感染症で亡くなる可能性が残りますし、ワクチンの副作用で亡くなる可能性も高いのです。

若い世代にワクチンの必要性はあるか？

世界でも日本でも、若い世代ほど、新型コロナでの死亡率は低くなります。この点日本では、８２０９人が亡くなった時点で、20代の死亡例は３人、30代では18人。高齢者とは雲泥の差です（厚労省：新型コロナウイルス感染症の国内発生動向 2021.3.24）。

さらに言えば、20歳未満の世代の死亡例は皆無です。この本が出版される前後に、死亡例が1～数件、発生するかもしれませんが、結論に影響を与えません。

死亡数から見て、**10歳未満の世代から30代までは、ワクチンを打つ必要性がない**、と言えます。それなのにワクチンを打つと、逆に副作用死する人たちが出てきます。実際、本書執筆時点で、もう何人もが亡くなっています（7章以降）。

では40代から60代までの年齢層ではどうか。ワクチンを打つ必要を感じるかどうかは、個々人の人生観や大局観によって異なることでしょう。僕はそれを尊重すべきだと思うので、「ああしろ」「こうしろ」というようなアドバイスはいたしません。

ただし大局観なるものは、知識の有無・程度によって異なるもの。ワクチンの有効性の意味するところや、打っても再感染する可能性や、副作用の実際を知ると、各自の大局観が変わる可能性が高いと思います。

肥満者はハイリスク

２０２１年の4月に、肥満度が高いほど新型コロナで亡くなる可能性が高くなる、という英国での、実証的な研究結果が公表されました（Lancet doi:10.1016/S2213-8587(21)00089-9）。肥満は自身の努力で防げることですし、日本人にも当てはまることだと思うので、少し詳しく見てみましょう。

まず、新型コロナ以前でも、肥満者は何かにつけて死亡しやすいことが分かっていました。

図2をご覧ください。新型コロナ以前の、１４６万人の白人男女における、肥満度と死亡率との関係を表したグラフです。

横軸が肥満の程度を表す「肥満度指数」（ＢＭＩ）。体重（kg）を身長（m）で2回割り算して求めます。縦軸は「総死亡率」です（N Engl J Med 2010;363:2211）。

日本でも欧米でも、ＢＭＩが23～24前後が標準体型とされていますが、そういうグルー

図２　喫煙していない健康な白人男女における、肥満度指数（BMI）と総死亡率

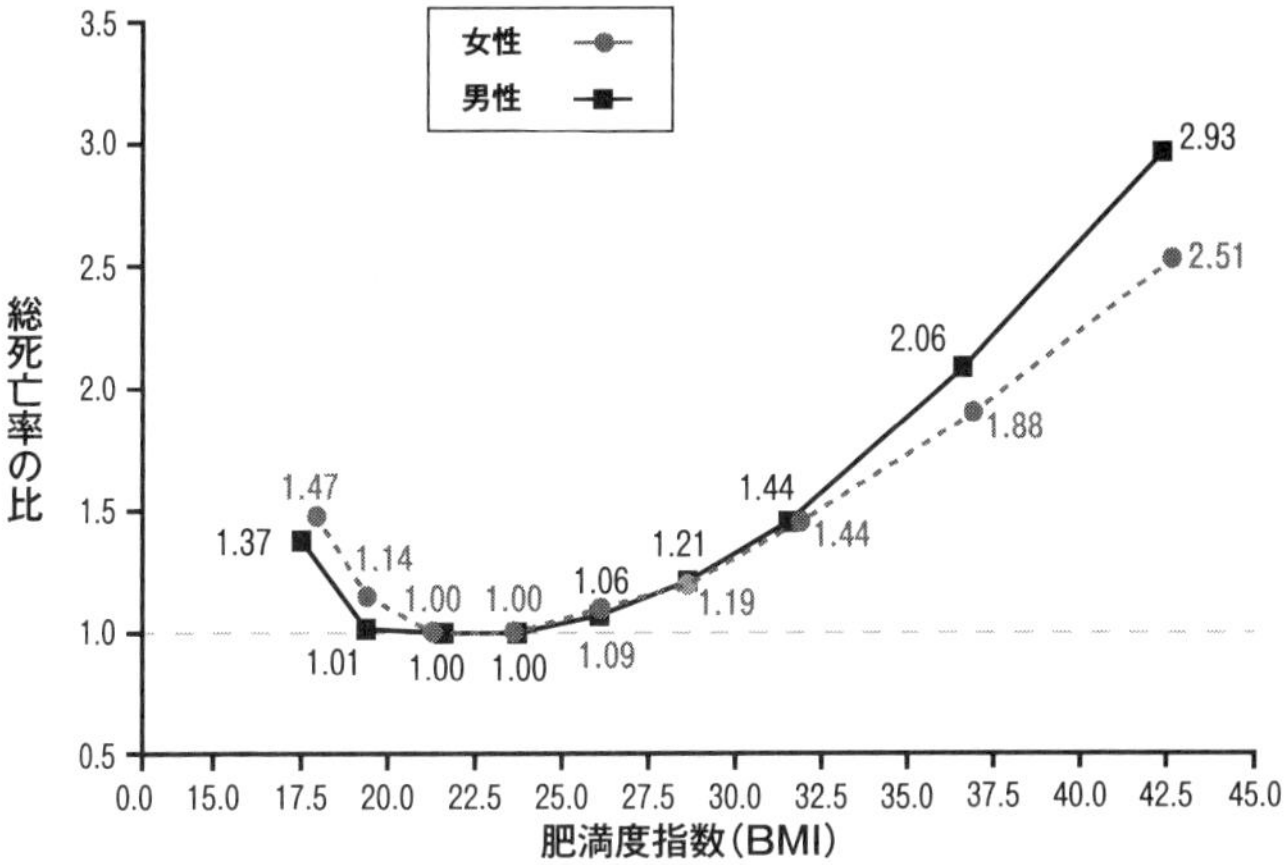

出典：N Engl J Med 2010;363:2211

プの総死亡率が一番低い。それを「1・0」としたときに、縦軸は総死亡率が何倍になるかを示しています。

肥満者が亡くなりやすいのは、心筋梗塞、脳卒中、重度の糖尿病などの合併症が増えるのが一因です。図2は、新型コロナが登場していなかった、いわば「平時」におけるデータですが、肥満があると、いかに（種々の原因で）死亡しやすいかが分かるでしょう。

肥満者が圧倒的に少ない日本人

重ねて言いますが、これは白人男女でのデータです。

国際的にはＢＭＩ30以上が「肥満」とされており、「ビア樽型」の体型がそれに当たります。国民における肥満者の割合は、欧米では総じて10％を超えており、英国では26％、米国では40％でした（OECD 2016）。

ところが日本では、ＢＭＩ30以上の肥満者の割合はわずか４％。

そのためでしょう、日本では欧米と違い「25以上」が肥満と定義されています。なお欧米ではＢＭＩ「25以上」は、「過体重」です。

これは、もし肥満をＢＭＩ「30以上」と定義すると、日本にほとんど肥満者がいないことになり、肥満の定義が役目である「日本肥満学会」の存続意義が問われるからでしょう。このように多くの専門学会は、自分たちに都合がいいように数値をいじったり定義したりするものなのです。

「痩せすぎ」てはいけない

日本人で問題になるのは、頻度から言って、むしろ「痩せすぎ」です。日本には（ことに女性に）、モデル体型を理想とする風潮があるようで、必要以上に痩せている方が多い。すると、どうなるか。

再び47頁の、図２を見てください。ＢＭＩが低いグループも、総死亡率が高くなってい

図３　英国における肥満度(BMI)とコロナの死亡率との関係

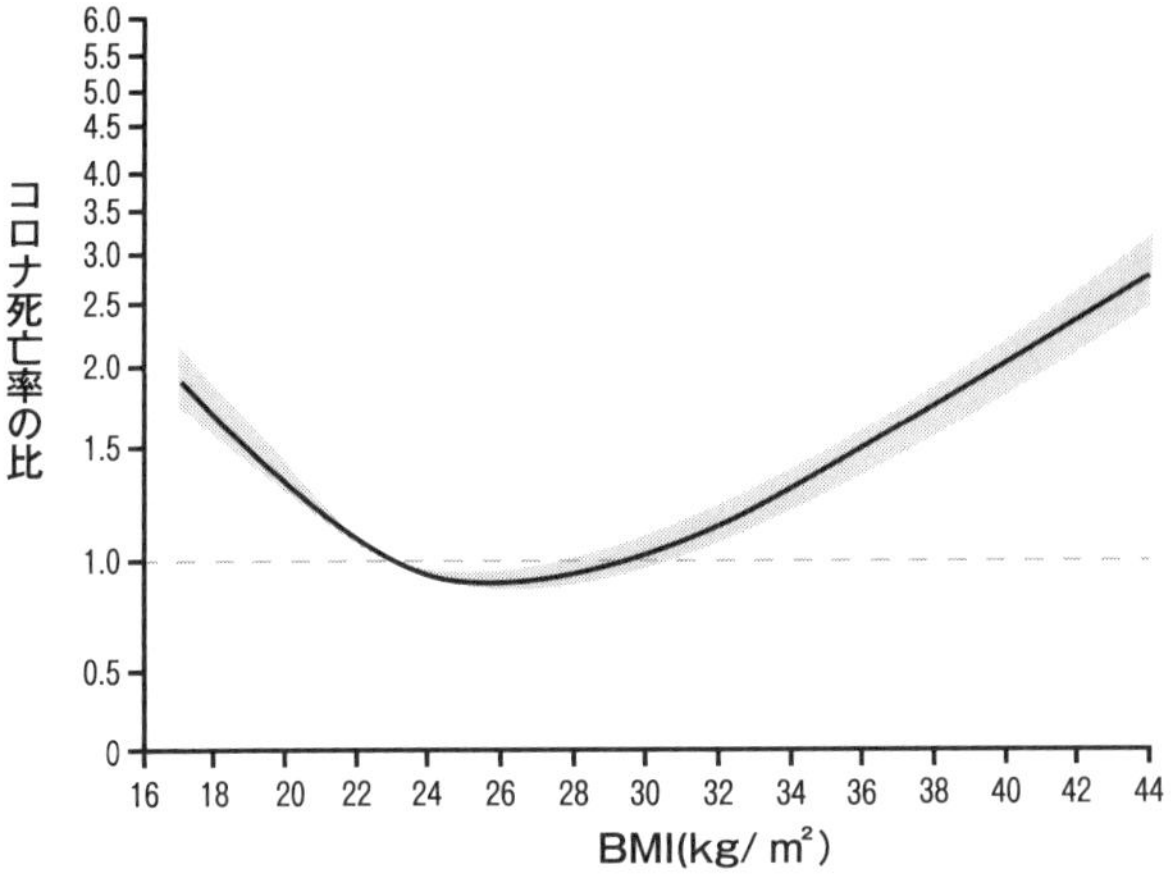

ますね。これは白人男女のデータですが、日本人のデータも同傾向で、ＢＭＩが低くなるほど総死亡率が上昇しています（日本人のＢＭＩと総死亡率のグラフは、前掲『…ひみつ』に掲載）。

痩せているというのは、つまりは「低栄養」ないし「栄養失調」ということ。感染症で亡くなる人も増えるのです。

新型コロナは太っていてもダメ

さてそこで、英国からの最新データですが、新型コロナが流行し出した２０２０年１月から同年４月まで、28~99歳までの６９１万人を追跡調査しています。同期間中に新型コロナで入院した人が約１万３０００人、死亡したのが約５５００人です。それらのケースの分析から、図３が導き出されました。

図３は、横軸にＢＭＩを、縦軸に（ＢＭＩ23のグループの死亡率を「１・０」とした場合の）肥満度別のコロナ死亡率を表しています。

先に提示した図２のグラフと似ていますね。

ＢＭＩが高くなるほど、新型コロナによる死亡率が高くなり、また逆に、ＢＭＩが低くなっても、死亡率は上昇するのです。

だとすると日本人でも、肥満者は体重を減らし、激やせ者は体重を増やすことで、新型コロナによる死亡予防効果が期待できます。

コラム１

ロシア風邪と新型コロナの類似点

新型コロナが収束したあと、コロナウイルスはどうなってしまうのだろうか？ そんなことを考えたことはありませんか。

新型コロナの将来を予言するような出来事がありました。19世紀の終わりに生じた「ロシア風邪」の大流行がそれです。

１８８９年10月、旧ロシア帝国に始まったロシア風邪は、またたく間に世界に広がり、４か月で世界を一周しました。今でいう「パンデミック」（世界的大流行）ですね（PNAS 2010;107:8778）。

ロシア風邪は翌年12月までに収束しましたが、１００万人が亡くなったといいます。世界人口が15億人のときのことなので、現在の人口（78億人）だと５００万人が死亡したことになり、今の新型コロナのパンデミックを彷彿《ほうふつ》させます。

さてロシア風邪は長いこと、インフルエンザウイルスが原因だと信じられてきました。が、「コロナウイルス原因説」が登場しました。

近年、従来型コロナの遺伝子「配列」が決定されると、「牛コロナ」（牛を宿主とするコロナウイルス）のそれに近く、変異部位はわずかでした（J Virol 2005;79:1595）。

遺伝子は、4種の「塩基」が結合して鎖状になったもので、コロナウイルスは約3万個の塩基でできています。つまり決定されたのは、3万個の「塩基配列」です。

この塩基配列の変化を過去にさかのぼると、「牛コロナ」と「風邪コロナ」は1890年前後に分岐した、と推定されました。ロシア風邪の流行時期と一致します。

つまりその頃、牛コロナが人間社会に入り込んで、パンデミックを引き起こしたのではないか、というわけです（前掲J Virol）。

この推論が正しいとすると、人間社会に登場してすぐは猛威を振るうコロナウイルスも、時の経過とともに「ただの風邪」になるようです。

また科学者もウイルスというものを知らず、何のコロナ対策を取ることができない19世紀だったのに、1年で流行が収束したのも参考になります。

第3章

よくわかる免疫の仕組みQ&A

新型コロナやワクチンについてより良く理解するためには、免疫について知ることが必要です。

ただ免疫については前著（『新型コロナとワクチンのひみつ』）でくわしく解説しているので、本章ではQ＆A形式にして、より理解しやすくしました。

Q　免疫とはどういう意味ですか？

一度かかった「感染症」（＝疫病）に2度とかからない、つまり「疫」を「免れる」という意味を込めて命名されました。

しかし実際には、人はインフルエンザに何度もかかります。新型コロナの場合にも、この流行が収まった後、何度もかかる人が多数生じるはずです。それなのに「免疫」とは言い過ぎですが、広く定着した用語なので、これからも使われ続けるでしょう。

Q　免疫の仕組みを教えてください。

免疫の仕組みは大きく、「自然免疫」と「獲得免疫」に分かれます。前者が新型コロナにどの程度かかわるかは不明なので、本章では後者について検討していきます。

獲得免疫には「抗体免疫」（＝液性免疫）と「細胞免疫」があります。両者は共通する点も多いので、主として「抗体免疫」を取り上げ、最後に「細胞免疫」に触れることにしましょう。

Ｑ　抗体とは何ですか？

抗体とは「免疫細胞」の一種である「リンパ球」がつくり出すタンパク質です。

抗体は、ウイルス・細菌・毒素などの「外敵」をやっつけるためにあるのですが、仕組みとしては、それら外敵に「結合」して、外敵が機能を発揮するのを邪魔します。

なお抗体が結合する外敵は、専門的には**「抗原」**と呼ばれます。新型コロナの「抗原検査」がありますが、新型コロナウイルスを抗原に見立てているわけです。

Ｑ　抗体は、いつつくられるのですか？

抗体は、外敵が人体に侵入した後つくられます。が、無から抗体がつくられるのではなく、抗体をつくるリンパ球はすでに体内に存在しています。
それはこういうことです。

ヒトが生きていく間には、どういう外敵がやって来るかは予想がつきません。そのとき、もし外敵（＝抗原）に結合する抗体が存在しなければ、ヒトは簡単にやられてしまいます。そこで人体は（いろいろな）抗体を用意して、どのような抗原（＝病原体）がやって来ても対応（結合）できるようにしています。その数なんと「数百万種」といわれています（おおよその見当）。

他方、個々のリンパ球は1種類の抗体しか作れない、という点が肝腎です。また、1種類の抗体は、ある特定の「抗原」にしか結合しない（結合できない）という特徴もあります。いわば、カギとカギ穴の関係になっています。

それで人体には、数百万種のリンパ球が存在するのです。それぞれ違った抗体をつくるリンパ球が数百万種、体内にあるのです。

免疫システムは、やって来た外敵（＝抗原）がどんなものであるかを調べて、（それに結合できる）抗体を産生するリンパ球を選んで、増殖させます。

ただ自然状態では、リンパ球が増えるのに時間がかかるため、ワクチンによって、この時間を短縮させようとするのです。

Ｑ「メモリー細胞」とは何ですか？

感染症が治った後や、ワクチン接種の後に残るリンパ球のことです。

前述のように、感染症が生じると、抗体を産生するリンパ球は増殖し数を増やしますが、感染症が終息すると、それらリンパ球は（役目を終えて）死んでいきます。

もし、増えたリンパ球のすべてを残すと、ヒトが次から次に経験する感染のたびにリンパ球が増え、体はリンパ球だらけになってしまうからでしょう。

しかし、一度増えたリンパ球の全部が死滅するのではなく、（感染症が発症する）前よりは多くのリンパ球が残ります。これを「メモリー細胞」（記憶細胞）と言います。

体内にメモリー細胞があると、次に同じ病原体がやって来たとき、免疫システムは早めに始動し、抗体を早くに生み出すことができます。２度目の感染が軽くすむというのは、メモリー細胞があるからなのです。

なおワクチンは、ワクチンの目的である病原体と結合できる抗体を産生するメモリー細胞を増やしておこうとするものです。

Q　メモリー細胞は年々減るって本当ですか？

ある病原体へのメモリー細胞が残っても、年月が経つうちに、その数は減っていくようです。そのため、同じ病原体に対する「再感染」が生じやすくなります。それが風邪やインフルエンザに何度もかかる一因でしょう。

ワクチンでも同じ問題があります。ワクチン接種によって増えたメモリー細胞が、年々減っていくのです。きわめて効果の高い「天然痘ワクチン」も、接種してから5年程度しか効果が続かない、再感染があり得る、とされていました。

なお、一度増えたリンパ球が自然に減ってメモリー細胞になる仕組みや、月日が経つうちにさらに数を減らす仕組みは分かっていません。

Q　「細胞免疫」とは何ですか？

ウイルスなどの外敵がやってきて抗体がつくられても、外敵が正常細胞にもぐり込んでしまうと、抗体は無力です。なぜならば、抗体は血液中など細胞の外にしか存在せず、細胞内には入れないからです。

新型コロナの場合、上気道に到達したウイルスは、すぐに粘膜細胞に入り込んでしまいます。そうなると、いくら抗体があっても、細胞内のウイルスは殺せないのです。

そこで期待されるのが「細胞免疫」です。

リンパ球の一種である「Ｔ《ティー》リンパ球」（Ｔ細胞）が主役となるので「細胞免疫」と呼ばれます。Ｔ細胞は、ウイルスがもぐり込んでいる細胞を殺すことができるので、中にいるウイルスも一緒に滅んでしまうのです。正常細胞を殺すことができるから「細胞免疫」と覚えておかれるとよいでしょう。

Ｑ　リンパ球の一種「Ｔ細胞」はどのように働くのですか？

まず、ウイルスが入り込んだ正常細胞は、「こんなウイルスが中にいるよ」と知らせる「サイン」（＝印）を（自身の細胞の）表面に出します。目印としての「旗」のようなものです。

それをＴ細胞が感知すると、特殊な物質を分泌して、その（ウイルスがいる）細胞に吹きつけ、細胞を死滅させます。細胞の中にいるウイルスは、細胞もろとも死んでしまうのです。１章で解説した「アポトーシス」（細胞の自滅）が生じるわけです。細胞免疫の場合は、T細胞がアポトーシスの引き金を引きますが、新型コロナウイルスの場合には、細胞内に入ったウイルスが（つくるタンパク質が）アポトーシスの引き金を引きます。

体内に入ったウイルスは、増殖する前でも後でも、大部分の時間は、ヒトの正常細胞内に居ついています。ウイルスが血液中にいるのは、細胞内で数を増やし、細胞外へ出て（別の細胞に）乗り移るまでの短い時間です。

だから抗体がウイルスを全滅させられるかは不確かだし、（前述したように）細胞内にあるウイルスを抗体が殺すことはできません。

したがって免疫の仕組みとしては、「細胞免疫」のほうがウイルスをやっつける確実性が高く、こちらのほうが、コロナ対策としては本筋でしょう。

T細胞もリンパ球です。ひとつの抗原に対しひとつのT細胞が対応（結合）します。抗体をつくるリンパ球と同じく、（将来どのような抗原が襲ってきてもいいように）体内に数百万種（以上）のT細胞があると見積もられています。

そして外敵（新型コロナではウイルス）がやって来ると、抗体リンパ球と同じく、その数を増やして、闘います。つまりウイルスが潜む正常細胞を殺していきます。

ウイルス感染が終息すると、T細胞はその数を減らし、後にメモリー細胞が残るのも、抗体リンパ球と同じです。

Q　自分の正常細胞を殺してしまうのは不都合なのでは？

不都合な事態は起こりえますが、それを起こりにくくしている仕組みがあります。免疫システムは自分の体をつくるタンパク質・細胞・組織など、いわゆる「自己」を攻撃しないようにしているのです（外敵は「非自己」と呼ばれる）。説明しましょう。

ヒトの抗体やT細胞が「自己」に結合できると、そのヒトは病気になり、悪くすると死んでしまいます。

そこで「自己に結合可能」な抗体リンパ球やT細胞が出回らないよう、ヒトが「胎児」のときに排除（退治）しておく仕組みがあります。この仕組みを解明した利根川進にはノーベル賞が与えられました（本書の内容とは無関係なので省略）。

しかし、排除するには限度があります。自己と結合可能なものを完全に排除してしまうと、将来やって来る外敵のために残しておくべき抗体リンパ球やT細胞の種類が不足してしまうのです。

そのため人体は、自己に弱めに結合できるものは生かしておく、と考えられています。

こうしてヒトの体には、自己に結合できる抗体を産生するリンパ球が（数多く）残っています。「自己攻撃性リンパ球」と呼ぶことにしましょう。

しかし「抑制装置」もあります。たとえば「制御性リンパ球」です。自己攻撃性のリンパ球が働き出さないよう、ふだんから抑制装置が活躍しているのです。

ところが何かのきっかけで（抑制装置が利かなくなるのが一因でしょう）、自己攻撃性のリンパ球が増殖すると、それが産生する抗体によって、自己の組織が破壊されてしまいます。

これは「抗体免疫」による自己組織の破壊です。

他方で「細胞免疫」が関与する場合として、自己攻撃性の「T細胞」が活性化し増殖することもあり、同じように自己の組織が破壊されます。

それらの結果、1型糖尿病、関節リウマチなどの「自己免疫疾患」が生じることになります。

ワクチンでも、同様に自己免疫疾患が生じることがあります（5章）。

Ｑ「交差免疫」とは何ですか？

交差免疫とは、ある病原体に対して生じる「免疫状態」が、他の病原体にも（ある程度）通用する状態です。つまり以前に生じた感染症の後に残った「メモリー細胞」や抗体が、新たにやって来た別の病原体にも「結合」できるケースがあります。その場合には（その新たな病原体に対する）メモリー細胞や抗体が残っていたのと同じことになり、症状が軽くすむ（もしくは無症状で終わる）わけです。

交差免疫を利用したワクチンがあります。結核に対する「ＢＣＧ」がそれです。ＢＣＧは「生きているウシ型結核菌」なので、ヒトの体内では「ウシ結核」感染症が引き起こされます。子どもに接種した後、一見何ごともなくすんだようでも、体内では感染症が生じており、リンパ球によって抗体がつくられているのです。

このようにして体内には、「抗原」であるウシ型結核菌への抗体をつくる「メモリー細胞」が残ります。このメモリー細胞が「ヒト型結核菌」に対する交差免疫を発揮し、ヒト型結核の発症を予防するわけです。

Q　新型コロナに交差免疫が影響することはありますか?

2章でも触れましたが、有力に唱えられているのが「BCGファクターX説」です。BCG接種後に残ったメモリー細胞が、もし新型コロナウイルスにも結合可能であれば、新型コロナにかかっても、軽くすむか発症しないでしょう。ですから、日本のようにBCGを接種し続けている国で、新型コロナの死者が少なくなるというのは十分あり得る話でしょう。

と思っていたら、ヨーロッパで実施された比較試験で、BCG接種が（その後の）ウイルス感染症を減らした、という報告がありました。ただ2017年に始められた試験なので、新型コロナを減らせるかどうかは不明です（Cell 2020;183:315）。

別の例としては、4種ある「風邪コロナ」です。

新型コロナは遺伝子の「塩基配列」が、従来型の4種のコロナウイルス（風邪コロナ）に似ています。したがって交差免疫が生じやすいと推察されます。

それは最近、ヒトのメモリー細胞を用いた実験で確認されました（Science 2020;370:89）。つまり以前に風邪コロナにかかっていると、その後残ったメモリー細胞が（新型コロナがやって来た場合に）活躍する可能性が高いわけです。これまで風邪をひいた回数が多いほど、新型コロナに打たれ強くなっているはずです。

Q「集団免疫」とは何ですか？

集団免疫とは、特定の感染症に対する免疫を、ある国や地域の人々の多くが持つに至った場合に、免疫を持たない人も感染しにくくなる現象です。

新型コロナに関しては、「集団免疫ができれば、流行は収まる」という意見がよく聞かれます。ただ人口の何パーセントが免疫を持てば集団免疫が完成するかは、70％とか、90％とか、意見が分かれます。

この点、感染力が強い「はしか」（麻疹）では、人口の95％が感染すれば「集団免疫」が完成するというのが通説です。はしかワクチンも、95％が打てば集団免疫だと。

集団免疫が完成した場合、その後に「はしかウイルス」が集団に入り込もうとしても、ウイルスは免疫がある人のところでストップし、免疫のない人（5％）にはウイルスが届かない。95％の人たちが防波堤になって、5％はウイルスから守られる、というわけです。十分あり得る話だと思います。

また、はしかの場合、症状が強く出て、だれがウイルスを持っているかが分かるから、その人の症状が治まるまで、距離を置いて暮らせばいい、ということも、感染防止に役立つでしょう。

しかし新型コロナは、無症状者も多く、だれがウイルスに感染しているかが分からない。従来型の風邪コロナでも、誰が感染しているかが分からないのが、ほぼ全員が風邪コロナに感染する一因です。すると、はしかよりも集団免疫は成立しにくいのではないか。

そうだとすると新型コロナは、ほぼ１００％が感染するまでは、集団免疫が成立しない可能性があります。ただ、もしワクチンが有効であれば、ワクチンを接種した人は、感染したのと同じ、と考えることができるでしょう。

Q　細胞免疫が働いているかどうかは、どうやって調べるのですか？

細胞免疫の実行部隊である「T細胞」がどのくらい機能しているかを調べるのは、かなり込み入った作業になります。そのため臨床現場で調べるは、不可能ではないにしろ、相当に困難です。新型コロナに感染した際も、細胞免疫が働いているかどうかを調べることは難しい。

ただ抗体免疫が働くときには、細胞免疫も働いているはずです。そのため、抗体ができているかどうかを調べて、できていれば細胞免疫も働いているだろう、と推測するわけです。

抗体免疫の陰で「細胞免疫」も同じように働いている、細胞免疫のほうが重要かもしれない、と心得てください。

マスクと手洗いの有効性

マスクと手洗いの効果は広く信じられていますが、本当に効果があるのでしょうか。

インフルエンザについてですが、マスクと手洗いの効果を調べた「比較試験」があります。インフルエンザと新型コロナは、ウイルスの大きさがほぼ同じで、両者とも上気道を介して感染するので、新型コロナの参考になるはずです。

その比較試験では、インフルエンザの季節が始まる直前に、大学寄宿舎に住む、男女の学生1400人強を三つのグループに分けています。①マスクをつける、②マスクと手洗い、③何もしない、という3グループです。そして6週間、その生活を続けてもらいました。

結果、その全期間中に「インフルエンザ様症状」を発する学生の割合は、3グループともほぼ同じで、統計的な違いは見られませんでした(J Infect Dis 2010;201:491)。結局、インフルエンザ予防のためには、マスクも手洗いも無意味、ということになります。
僕はこの試験結果を知っていたので、新型コロナが流行し始めた当初から、マスクと手洗いには懐疑的でした。それにしても、新型コロナでの研究があれば知りたいものだ、と思っていました。すると2020年の11月に、新型コロナでの研究結果が報じられたのです。

デンマークで実施された「比較試験」です。3000人を2分して、「外出時にマスクをするグループ」と、「マスクをしない」グループとに分けています。そして1か月間の感染状況を調べると、「マスク」群では、新型コロナの感染率が1・8%。「マスクなし」群では2・1%になりました。

0・3%の違いがあるじゃないか、と思う方もいらっしゃるでしょうが、統計学的には意味のある差とは言えません（平たく言えば「同じ」。Ann Intern Med 2020;M20-6817）。

しかしこの重要情報が、まったくと言っていいほど世間に広まっていません。国民にマスクをつけさせたい勢力が、情報拡散を妨げているのだろう、とみています。

では「うがい」の効果はどうか。

インフルエンザの季節にも「うがい」が奨励されてきましたが、それが有効だとする研究結果はないようです。新型コロナについても、研究されているのかどうか、寡聞にして知りません。そこで、理論的に考えてみましょう。

新型コロナが、最初に取りつくのは上気道の粘膜です。感染初期は鼻の奥に取りつくウイルス量が多く、途中からは「扁桃」や「のどちんこ」などからなる「のど」のウイルス量が増えてくる、と言われています。

ところが、うがいによって洗い流せそうなものは、「のど」にあるウイルスであって、鼻の奥のウイルスは洗い流せないのです。

そのうえ新型コロナのウイルスは、粘膜に接触すると、即時に（おそらく1～2秒で）粘膜細胞に入り込んでしまい、感染が成立します。とすれば、うがいをしても後の祭りで、無意味であるように思います。

第4章

人々が知らされていない、ワクチンの不都合な真実

これまで「インフルエンザ」「はしか」「肺炎球菌」など多種多様な感染症にワクチンが用意され、多くの日本人がいろいろなワクチンを打ってきました。

それにしては、読者の皆さんは重大な事実を知らずにいます。その筆頭は、各種ワクチンによる「副作用死」が極めて多いという事実でしょう。

副作用死は、乳幼児のワクチンにも、高齢者が打つワクチンにも見られるのですが、皆さんはご存じない。だから迷うことなくワクチンを打つのでしょう。

本章では、インフルエンザを中心に、ワクチンの必要性や解熱剤の危険性など、新型コロナの参考になりそうなことを、Q＆A方式で解説していきます。

Q　子どもがワクチンで死亡することはありますか？

統計を紹介しましょう。2013年からの4年間に厚労省に副作用死（疑い）として報告されたケースです（出典を含め詳しくは拙著『ワクチン副作用の恐怖』文藝春秋）。なお、この頃の出生数は年間100万人前後で、そのほとんどがすべてのワクチン接種を受けていました。

・**B型肝炎ワクチン：死亡12人。**うち乳児突然死症候群（3）、突然死・死亡（9）

・**百日せきジフテリア破傷風ポリオワクチン：死亡15人。**うち乳児突然死症候群（3）、突然死・死亡（9）
・**肺炎球菌ワクチン（13価）：死亡23人。**うち乳児突然死症候群（5）、突然死・死亡（18）
・**ヒブワクチン：死亡26人。**うち乳児突然死症候群（6）、突然死・死亡（20）
・**ロタウイルスワクチン：死亡15人。**うち乳児突然死症候群（3）、突然死・死亡（12）

これらは担当医らが、診療経験上「あり得ない事態」と思って報告したものなので、副作用死である可能性は100％近いと思います。

Q「ワクチン死」の事実が知られていないのはなぜですか？

いちばんの原因は、厚労省や専門家らが、かたくなに「因果関係」を認めないからでしょう。「副作用死だ」という専門家らのお墨付きがないと、新聞・テレビなどのマスコミ大手は報道しにくいのです。新型コロナワクチン接種後の死亡例についても同じ問題があるので、少し仕組みを解説しましょう。

ワクチン接種後に、副作用と思われる「死亡例」が生じた場合、担当医は厚労省に報告します。この段階で担当医は、それまでの診療経験上、副作用死だと直感・確信しているものなのです。そうでないと報告しません。あとで「違うじゃないか」「いいかげんな報告をしおって」などと非難されたら困りますからね。

他方、この報告は記録に残るので、厚労省の役人は隠せない。それで舞台は厚労省に設置された、ワクチンの副作用を検討し認定するための（専門家からなる）「審議会」に移ります。ここでは、報告された事例を定期的に検討しているのです。

そしてこの場で、あれこれ理屈（というより屁理屈）をつけて「因果関係の有無は不明である」などと結論し、死亡例とワクチンとの関係を否定していくわけです。

その結果、医師向けの（厚労省公認の）ワクチン説明書である「添付文書」には、重大な副作用として「急死」とか「突然死」が記載されたものは一件もないという事態になっています。どのワクチンの添付文書にも、死亡する危険があるとは書かれていないのです。

Q　一般薬でも死亡の可能性を記載していないのでは?

違います。たとえば「認知症薬」アリセプト（一般名ドネペジル）の添付文書には、「原因不明の突然死」が生じることがある、と記載されています。

この取り扱いの違いは、おそらくこういうことでしょう。

つまり認知症の方がクスリで亡くなっても、それを問題視したり、訴訟する遺族は（絶対とは言いませんが）ほとんどいないでしょう。

これに対し、ワクチンを打つかどうかは本人が決めることなので、突然死の可能性があると知ったら、打つ人が激減するはずです。親御さんもそうでしょう。子どもに打つワクチンに副作用死の可能性があると知ったら、どう行動するでしょうか。

Q ワクチンでは「副作用」ではなく「副反応」と呼ぶのはなぜですか？

一般薬で生じる不都合な症状は「副作用」と呼ばれるのに、ワクチンではナゼ「副反応」というのか、という疑問ですね。

前提として、副作用の原因は「特定の物質」に対する生体組織・臓器の「反応」なので、ワクチンの場合も「副作用」と呼ぶことが可能です。ただ副作用と言うと「強いケースがある」「危険なことがある」という印象を与えるでしょう。それでワクチンの場合には、「一時的な現象」「しばらくすれば消えるもの」というニュアンスがある「副反応」という用語を使うのだ、といわれています。

ワクチンを健康な人々（子どもを含む）に打つためには、このような印象操作が肝腎だ、と医薬品業界が考えた、と推察されます。

ただそうするとワクチンでは、どんな症状も「副反応だ」と言い募ることになります。ワクチンで死亡したケースでも、回復することがあるというニュアンスの「副反応」を用いて「副反応死」と呼ぶことになりますが、これは健全な感覚に反するでしょう。僕が「副作用死」を用いるゆえんです。

このように医薬品業界は、あの手この手でワクチンの副作用が軽いかないように見せかけようとしています。新型コロナワクチンでも同じことが起きているので、用心してください。

Q 大人の肺炎球菌ワクチンは安全なのですか？

高齢者における（日本での）「比較試験」が参考になります。

この試験では、介護施設の男女1000人を、ワクチンを打つグループと、打たないグループに分けています。結果、肺炎球菌肺炎による死亡者数がワクチン群で減ったとされ、肺炎球菌ワクチンを（厚労省が）承認する決め手となりました。

ところが「総死亡数」を見ると、非接種群が80人であるのに、接種群では89人と、ワクチン群で増えていました（BMJ 2010;340:c1004）。

もし肺炎球菌肺炎による死亡数が（論文記載のように）減っているのだとすると、それ以上に「副作用死」が増えて、総死亡数を押し上げたことになります。これでは「無効」というより「有害」でしょう。

肺炎球菌ワクチンについても、厚労省と審議会（の専門家ら）は、死亡との因果関係を認めることをかたくなに拒んでいます。

たとえば、アルツハイマー病で心房細動などの不整脈がある94歳の女性。肺炎球菌ワクチン接種の35分後に、全身状態が悪化。接種してから50分後に亡くなりました。

しかしこのケースを検討した審議会では、「情報不足のため、ワクチン接種との因果関係は判断できない」と。接種から1時間以内に急死したケースで、ワクチンの副作用でなかったら、何が原因だというのでしょうか。

審議会と厚労省は、このように強引な認定をして「ワクチン副作用死」はないかのように装ってきました。新型コロナワクチン接種後の死亡例を検討する際にも、その強引さが維持されています（7章）。

Q 肺炎球菌ワクチンは「有効」なのですか？

前述した日本での比較試験は信用し難いので、オランダでの比較試験を見てみましょう。この試験は、65歳以上の（在宅の）男女8万4000人を2班に分け、一方には「プラセボ」（生理食塩水）を注射し、他方には肺炎球菌ワクチンを打って、4年ほど経過を見ています。

結果、総死亡数は、プラセボ群が3005人で、ワクチン群が3006人でした。念のため、肺炎球菌肺炎による死亡数を見てみると、プラセボ群が2人で、ワクチン群も2人でした（N Engl J Med 2015;372:1114）。

それにしても、4万人以上にワクチンを打ってこの結果では……。ふつうに日常生活を送っている人は、たとえ高齢でも、ワクチンを打つ必要がないし、打っても効果がない、と言えます。

しかし日本では、前述した介護施設での試験結果をもとに、高齢者に対する肺炎球菌ワクチンが承認されてしまったのです。その結果、元気な在宅高齢者も打たれています。しかし元気な高齢者は、前述したオランダでの比較試験から分かるように、ワクチンを打つ意味がない。

このように専門家・製薬会社・厚労省からなる医薬品業界は、介護施設での「無効・有害」な試験結果をもとに、元気な高齢者までをもワクチンの対象とすることに成功しました。

他方で、前述した介護施設での比較試験では、５００人のワクチン接種群で試験開始後、約3年の間に10人以上が副作用死を遂げたとの計算になります。日本全体では、どれほどの数の虚弱高齢者が亡くなっているでしょうか。

Q　ワクチン後の死亡例に突然死が多い理由は？

これまで見てきたように、ワクチン接種後には、急死したり突然死するケースが多く見られます。

子どもの場合も、大人の場合も、心筋梗塞や脳卒中など直接死因となるような所見が認められない場合には、おそらく**「サイトカインストーム」**が生じたのでしょう。

サイトカインストームについては、本章末尾の「コラム」で解説します。

話題を変えましょう。

1. インフルエンザとその予防接種の知られざる真実

毎年、数千万の人々が受けているインフルエンザ予防接種。昨年（2020年）は、用意されたインフルエンザワクチンが6400万本で、その多くが打たれたと思います。それに意味があるのか、安全なのかを検討します。

結論を先に言うと、インフルエンザワクチンを打つ必要性はほぼなく、有効率も高くないのです。

Q インフルエンザワクチンは打ったほうがいいのでしょうか?

図4は米国におけるインフルエンザによる死亡率（＝10万人当たりの死亡数）の推移です。死亡率は1930年代には高かったのですが、右肩下がりに低くなっています（Am J Pub Health 2008;98:939）。

これは自然な減少であり、ワクチンの効果ではない、とこの論文の著者は言っています。米国ではワクチンは1940年代まで入手可能ではなく、広く接種されるようになったの

図４　インフルエンザでの死亡率（人口10万人当たりの死亡数）

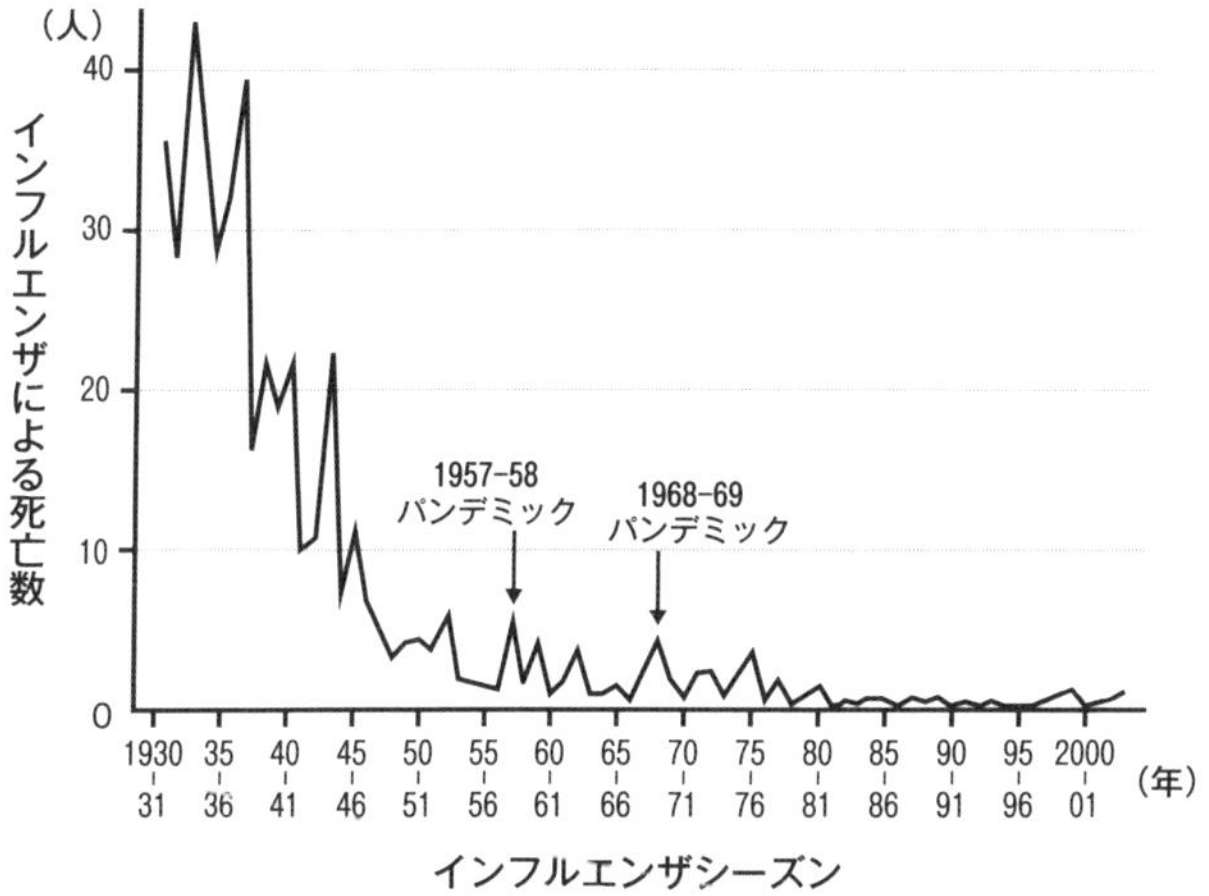

出典：Am J Pub Health 2008;90:039

は１９８０年代後半になってからだと。

第二次世界大戦前は米国でも、人々の栄養状態や衛生環境が悪く、インフルエンザを含め感染症で死亡する人が多かった。それが年々改善するとともに、感染症によって死亡する人が自然に減っていったのだと思います。

インフルエンザで亡くなる人がほぼいなくなったのだから、ワクチンを打つ「必要性」がないわけです。

Q　インフルエンザワクチンの有効率が高くない理由は？

オランダでの「比較試験」が参考になります（JAMA 1994;272:1661）。

60歳以上の健康な男女１８００人余を２班

に分け、一方にはワクチンを打ち、他方には「プラセボ」を打って、経過を見ました。するとワクチンの「有効率」は「6割」でした。6割あれば十分だ、との考えもあるでしょうが、問題は「有効だった実数」です。

この試験では「インフルエンザ症状」を発症した人が、プラセボ群では4・2%、ワクチン群では1・7%と、ワクチン群で2・5%ほど改善しています。「100人に打って、効果があったのが2・5人」という結果になりました。インフルエンザ症状は、放っておいても自然に治まるのですから。

注意すべきは、この比較試験の評価を専門家に任せると、「ワクチンの有効率は6割」となることです。

なぜならば、ワクチン群で減った「2・5%」を、プラセボ群の「4・2%」で割ると、(2・5%÷4・2%=)「0・595」だからです。統計学的には許される計算法ですが、なんとなく疑問に感じる読者も多いはずです。

新型コロナワクチンの有効率も、これと同じ計算法が用いられます。

Ｑ　インフルエンザワクチンは安全なのでしょうか？

オランダでの研究論文の著者によれば、副作用で死んだ被験者はいない、ということになっています。

しかし論文には、プラセボ群では３人が、ワクチン群では６人が、試験期間中に「急死」していると書いてある。ワクチン群で３人多く死んでいるのだから、「副作用死」の可能性がありますね。

Ｑ　インフルエンザは日本でも減ってきたのですか？

はい、その通りです。

図５は、日本でのインフルエンザを発症した人数の推移です。が、注意すべきはその診断方法です。

昔インフルエンザは検査法がなかったので、**高熱、頭痛、関節痛、全身倦怠感（だるさ）など「インフルエンザと思われる症状」によって診断されました。**僕も子どもの頃に重い感染症状を発し、開業医だった父親に「インフルエンザだ」と言われて納得したものです。

図5　日本におけるインフルエンザ患者数の推移

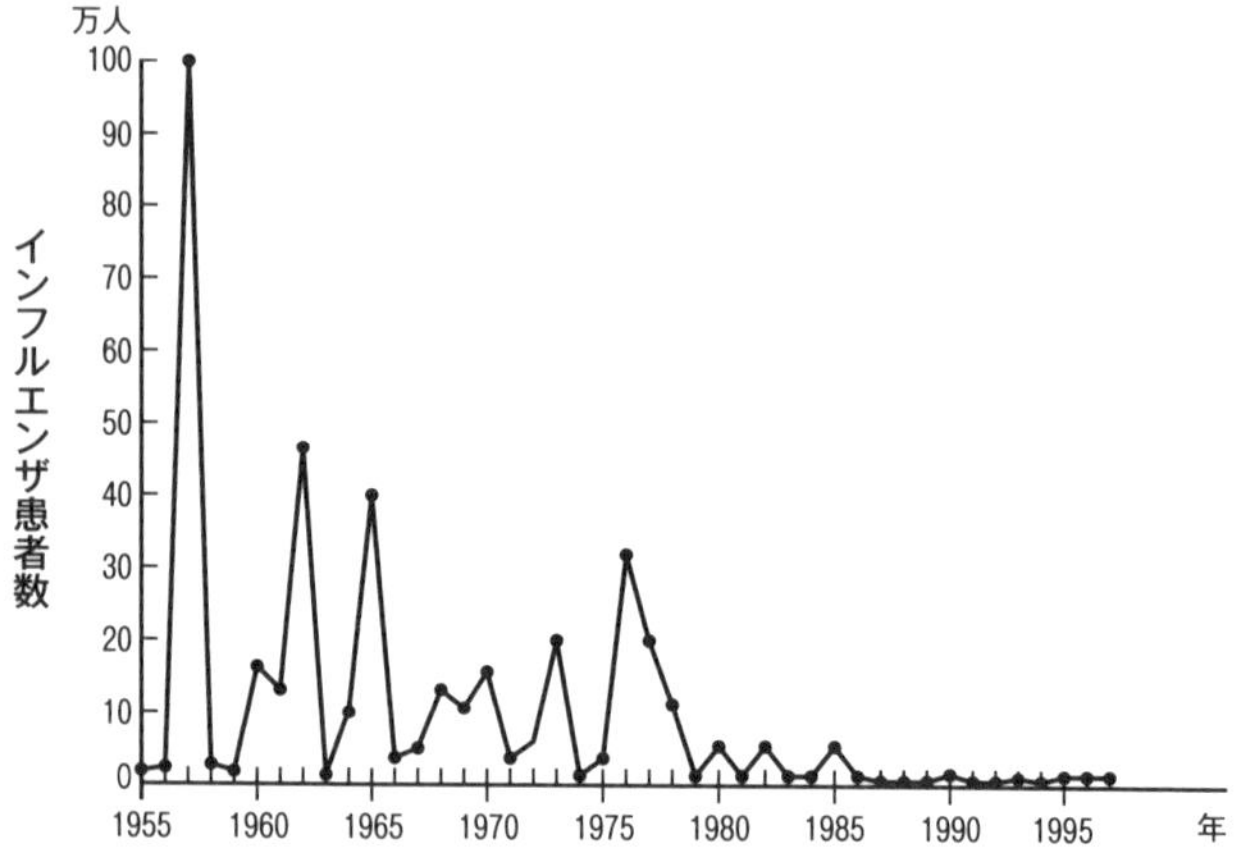

出典：厚労省　伝染病統計　1997年

その頃、症状によって診断された人が100万人にも上りました（図5、1957年）。

ところがインフルエンザ症状を発する人は年々減っていき、**1997年には8800人と、1万人を割り込んでいます。**

Q　患者数の減少は、ワクチン効果ですか？

それは違うと思います。

日本は1962年から学童へのインフルエンザワクチン接種が始まりましたが、その後に行われた疫学的調査で、ワクチンに流行を予防する効果がないことが分かっています。

また本章で後述する「ワクチン禍」の影響で、ワクチンの製造量は80年代から90年代にかけて、ゼロ近くに落ち込みました。それでも患者数は減り続けていたのですから、自然の減少でしょう。

インフルエンザ発症数が減ったのは、第2次世界大戦後の経済復興で、国民の栄養状態と衛生環境が改善したからでしょう。同時に平均寿命も伸びています。

Q インフルエンザの患者数が減っていないのはなぜですか？

インフルエンザ症状を発する人は（1万人にまで）減ったけれども、インフルエンザ感染が減ったわけではありません。

鼻の奥にウイルスがいるかどうかを調べる「綿棒検査」が1999年に導入されると、インフルエンザの診断数は激増し、数十万人単位で増えていきました。今では毎年1000万人以上が感染していると言われるのも、綿棒検査が理由です。

要するに今日では、頭痛、鼻水、発熱などの**「感冒症状」だけでは、通常の風邪とインフルエンザは区別できない**のです。綿棒検査をしないと診断できないインフルエンザは**「検査病」**と言えます。また**「ただの風邪」**に成り下がったとも言えます。

なおPCR検査をしなければ風邪と区別ができない**軽症の新型コロナも**、インフルエンザと同じく「検査病」ないし「ただの風邪」と言えます。

Q インフルエンザの「ワクチン禍」について教えてください

日本では1962年から学童への「集団予防接種」が始まり、76年には法律で「義務化」されました。

ところが、多数の子どもに接種したため、ショック死や、重大な脳障害などが相次いだのです。そして1964年に、副作用被害の救済を求める、最初の訴訟が起きました。

他にも種痘、三種混合ワクチンなどで同じような副作用が生じ、**救済・補償を求める訴訟が多発する事態となり、「ワクチン禍」と呼ばれ、社会問題化**しました。

国は、自分らには落ち度がない、責任がない、と主張し続けたのですが、**最終的に敗訴し、予防接種体制の「不備・過失」が裁判所によって認定**されました（東京高裁判決1992.12.18）。

そのため国は1994年に「予防接種法」を改正し、学校での「集団接種」「義務接種」を廃止したのです。これがいわゆる「ワクチン禍」です。

僕は新型コロナワクチンの接種対象を若い人、ことに未成年者に広げると、またワクチン禍が生じるのではないかと心配しています。

Q　なぜ、若い人にワクチン禍が起きやすいのでしょうか？

インフルエンザワクチンに限って、お答えします。

じつは昔のインフルエンザワクチンは、今のものとは製法が異なります。

昔のものは、ウイルス粒子の全体を使って、ワクチンをつくっており、「全粒子性《ぜんりゅうしせい》ワクチン」と言いました。これに対し現在は、ウイルス粒子を薬品でバラバラにし、その一部を使ってワクチンをつくっています。英語の「スプリット」（裂く）をもじって、「スプリットワクチン」と呼ばれます。

前者のほうが免疫システムを活性化する力が強く、ウイルスに対する「有効性」も高かったのですが、その分、「副作用」も強く出ました。ここは推測になりますが、自己免疫疾患やサイトカインストームを引き起こし、脳組織が未熟で発達段階にある子どもらに、脳障害が生じたのだと思います。

ワクチン禍の後、深刻な副作用を起こさぬよう、現在のスプリットワクチンに変更されたのですが、ウイルスに対する効力も弱くなり、専門家らは「水のようなワクチン」と呼んでいます。

Q　なぜインフルエンザワクチンを子どもに打っていたのですか?

接種対象とされたのは、主として学童です。子どもは、それまでの人生で（大人より）インフルエンザに感染する機会が少ないので、免疫もあまりできていないはずだ、救ってあげたい、という「思いやり」があったことは確かでしょう。

第二の理由は「学童防波堤理論」ないし「社会防衛論」でした。インフルエンザは、まず学校に通う子どもらの間で流行し、ウイルスをもらった学童が帰宅して、大人に移す。だから学童にワクチンを打てば、社会に流行が広がるのを防止できる、というのです。（この理論は後に、前橋市医師会が実施した調査で否定されています。最初に子どもの間で流行する、ということからして、根拠がなかったように思います）。

第三の理由は、医薬品業界の「目論見」でしょう。その頃から、ワクチンを将来の医薬品市場の柱にしようという（厚労省が音頭を取る）業界の計算があったはずです。新しいワクチンを導入しても、判断力ある成人が打ってくれるかどうかは分からない。けれども、子どもらには学校で一律に打てるので、ワクチンの製造量を（製薬会社の側のリスクなく）増やせるぞ、と考えた可能性が高いと思います。

このようにインフルエンザでは、学童にワクチンを打ったほうがいいという科学的根拠がなかった。存在したのは「大人たちの思惑」だけだったように思います。そのため「ワクチン禍」が生じたのです。

Q 近年の日本で、インフルエンザワクチンで死亡した人はいますか？

死亡者はいます。特に顕著なのが2009年に発生した「新型インフルエンザ」に対するワクチンです。まず、新型インフルエンザの簡単な説明から。

2009年4月、メキシコと米国で「新しい型」のインフルエンザウイルスが確認されました。そして同年6月には、WHOがパンデミック宣言。

しかしこれは早とちりで、重症化する率や死亡する率は、通常のインフルエンザと同じかそれ以下であることが、じきに分かりました。空騒ぎだったのです。

でも「新型だ」「大変だ」と騒がれた時点で、各国の製薬会社は、急遽、新型インフルエンザ用のワクチン製造に乗り出していました。「たいしたことがないようだ」との認識が広がっても、走りだしたら止まらない（止められない）のがワクチン事業です。

世界で多数のワクチンが生産され、欧米では、通常よりも強力なワクチンが製造されました。**「アジュバント」**（免疫補助剤）という、免疫システムを刺激する物質が加えられたのです。そして日本にも数千万本が輸入され、使用されました。

Q　新型インフルエンザワクチンによる死亡者はどのくらいいますか？

ワクチンが何本打たれたかは、発表がないので詳細不明です。

新型インフルエンザによる死亡数は、２００９年8月末で２０３人（国立感染症研究所）。死亡者には、基礎疾患（持病）のある人が多くいました。

これに対し、新型インフルエンザワクチンの接種後に「急死」して、担当医が「副作用死ではないか」と（厚労省に）報告したのが「１３１人」。こういう場合の常として、報告されない「暗数」があったはずです。

ところが**厚労省の審議会では、接種後5分で心肺停止したケースを含め、ワクチンで死亡したと認定されたケースは皆無**でした（厚労省安全対策／審議会 2010.3.12. 詳しくは『ワク

表１　新型インフルエンザワクチン接種後の死亡報告数

年齢	人数（割合）
0～9 歳	3 (2.3%)
10～19 歳	1 (0.8%)
20～29 歳	0 (0.0%)
30～39 歳	3 (2.3%)
40～49 歳	1 (0.8%)
50～59 歳	4 (3.1%)
60～69 歳	15 (11.5%)
70～79 歳	38 (29.0%)
80 歳以上	66 (50.4%)
	131 (100.0%)

出典：厚労省審議会／新型インフルエンザ検討会　2010.3.12

チン副作用の恐怖』）。

Q　新型インフルエンザワクチン後に急死された方々の内訳は？

表１に、厚労省に報告された急死例と年齢との関係を示します。

注目すべき点は２つ。

第一は、急死した人数は、年齢が上がるにつれて多くなること。体が虚弱化する高齢者は、ワクチンの副作用で死亡する確率が高くなるのです。

第二に、若年者や壮年でも、死亡しているケースがあること。その大部分は、おそらく外国製の、アジュバント入りワクチンによるものでしょう。

なぜ急死するのか。「サイトカインストーム」が生じた可能性があります。アジュバントを加えたことにより、免疫システムが活性化され、サイトカインが大量に放出されるのでしょう。サイトカインストームが生じれば、若くて元気な人でもひとたまりもないはずです。

2. インフルエンザ「治療」の教訓

かつて、インフルエンザは患者数が多く、症状も強烈だったので、治療も熱心に行われました。もっとも治療薬としては解熱剤くらいしかありませんでした。これが問題を引き起こします。

Q スペイン風邪の大量死の原因はウイルスではないのですか？

はい、ウイルスではありません。

スペイン風邪とは、1世紀前の1918年に生じた、インフルエンザウイルスによるパンデミック（世界的な大流行）です。世界人口が20億人の時代に、2000万～1億人が死亡したと言われます。現在の世界人口（78億人）に置き換えると、少なくとも７８００万人が亡くなる勘定です（新型コロナの死者数は世界で３４４万人。2021.5.22現在）。

そのため、何かにつけてスペイン風邪が警告に用いられてきました。「スペイン風邪は、ウイルスが突然変異して凶悪化したものだ」「今の時代でも、いつ突然変異して大暴れするかわからない」と。新型コロナでも、登場してから今日に至るまで、スペイン風邪がよく引き合いに出されています。

しかし、スペイン風邪のウイルスは格別、病原性（毒性）が強くなかったようです。その証拠に米国での（スペイン風邪による乳幼児と高齢者の）死亡率は、それ以前のインフルエンザシーズンにおける死亡率と変わりませんでした。

ただ第１次世界大戦に参戦するため、兵士として駆り出された若者たちの死亡率が突出して高く、これで大量死を説明できます。

もしそれをウイルスの毒性が強かったからだとすると、①虚弱である乳幼児と高齢者の死亡率は平年並みで、②本来頑健であるはずの若者たちの死亡率だけが突出して高いウイルス、ということになります。でも、頑健な若者だけを死なせやすいウイルスの存在は考えにくいと思います。

Q　若い世代の死亡者が多かった理由は？

21世紀になって、**スペイン風邪は「解熱剤・アスピリン」が原因だとする説**が発表されました。

世界初の「合成薬」である解熱剤「アスピリン」は、優先使用が許された軍隊で、現在「中毒量」とされている薬量がどしどし処方され、その副作用で大量死が生じたというのです（Clin Infect Dis 2009;49:1405）。

この「解熱剤原因」説は現在、欧米の医師たちの間では一般的であり、広く支持を集めています。新型コロナの対処法を解説する論文にも、「すばらしい治療法と思えたものが、実際には害をなした」例として、アスピリン原因説を挙げて警告しています（J Gen Intern Med 2020;35:2435）。

しかし日本の医師たちは、いつまでたっても解熱剤原因説に言及せず、相変わらず「スペイン風邪は怖いぞ」と述べるばかりです。その結果、新型コロナ対策にも悪影響が出ています。

ただ解熱剤原因説については、前著『…ひみつ』で詳細に解説しましたし、僕のＨＰ

(https://kondo-makoto.com) の［重要医療レポート⑭］でも読むことができるので、この程度にします。

Q 「解熱剤原因説」が日本で広がらないのはなぜですか？

スペイン風邪の大量死亡は解熱剤が原因だった、**「薬害」**だったと知られると、一般の方々は「そうだったのか」となるし、他方で、クスリへの警戒感が高まるからでしょう。

インフルエンザが怖いもの、と思わせておけば、医薬業界には大きなメリットがあります。たとえば一般の方々は、風邪だろうなと思っても「念のため」医療機関を受診して検査を受け、インフルエンザとわかると、処方されたクスリを従順に飲む。また毎年のようにワクチン接種を受けてもくれます。

ウイルス学者にとっても、スペイン風邪が薬害だとなると、世間のウイルスに対する関心はうすれ、研究費を減らされかねない。それで日本でも欧米でも、アスピリン原因説に詳しいはずのウイルス学者が、それに言及することがないのでしょう。

Q　2020から21年にかけて、インフルエンザ患者が激減した理由は？

インフルエンザは、これまで毎年1000万～2000万人が罹患し、5000万本以上のワクチンが打たれていました。ところが昨年（2020年）末からのシーズンは、患者数が前年の1000分の1未満にとどまっています（厚労省）。

そんなに減った理由として、さまざまな説があります。

①新型コロナに感染すると、免疫システムが働いて、インフルエンザの予防になると。いわゆる「ウイルス干渉」説（説明は省略）。

でも、新型コロナ感染者は（2020年11月で）国民の1％にすぎなかった。ウイルス干渉があったとしても、インフルエンザを1000分の1未満にするのは無理でしょう。

②新型コロナ対策は同時に、インフル対策にもなっている。新型コロナ対策がうまくいったからインフルエンザが減ったのだ、という説明もありました。ただ2020年末から新年にかけて、コロナの第3波が襲ったのは、コロナ対策が失敗していた証拠でしょう。

③海外との交流が断たれてウイルスが持ち込まれないからインフルエンザ患者が増えなかったという説明もあります。しかし、インフルエンザは（一年中）国内で発生しており、ウイルスは一年中日本に存在している事実を忘れています。

思うに患者数が減ったのは、インフルの綿棒検査が激減したからでしょう。インフルエンザは現代では「検査病」になっているので、綿棒検査をしないと診断がつかないのです。ところが新型コロナがはやりだしてからは、人は、①感冒症状があっても（新型コロナが怖くて）医療機関へ行かないし、②受診しても、まずコロナ検査がなされ、それが「陰性」と分かる頃には症状も落ち着いて、インフルの綿棒検査がなされずに終わるのです。

でも近時、コロナとインフルエンザを同時に調べられる検査キットが開発されました。そのため、次のインフルエンザシーズンでは、患者数が増えるであろうと見ています。また新型コロナが収まったら、インフルエンザが再び強調されることになるはずです。そしてワクチン定期接種は、新型コロナとの2本立てになるのではないか。

しかし、インフルエンザは前に述べた通り、「検査病」に成り果てたので、格別の対策をする必要はないでしょう。通常の風邪と同じ対処法で十分です。

具体的には、①ワクチン接種の必要はない、②感冒症状が生じたときに医療機関に行く必要がない、③解熱剤は飲まない、④綿棒検査は受けないほうがいい、ということになります。

コラム3

「免疫暴走」サイトカインストームとは？

サイトカインは（正常組織や免疫システムの）細胞から分泌されるタンパク質で、他の細胞や組織の働きを強めたり、弱めたりして、体の機能を調整しています。多種ありますが、「インターフェロン」、「インターロイキン6」などが有名です。

風邪やインフルエンザで発熱したり、関節痛が出たりすると、「ウイルスのせいだ」と思う方が多いようです。しかし、ウイルスが脳の「体温中枢」を作動させ、関節を攻撃しているのではありません。サイトカインが原因です。

つまり、感染がきっかけでサイトカインが分泌され、それが「体温中枢」に働きかけて体温を上げ、痛みなどの症状を引き起こしているのです。

新型コロナで生じる、頭痛、発熱、鼻水なども、ウイルスが引き起こしているのではなく、サイトカインが原因、と心得てください。

さてそこでサイトカインストーム（サイトカインの嵐）ですが、何かの理由で免疫システムが働きすぎて、サイトカインが大量に分泌される状態です。人体がサイトカインの分泌を制御できなくなっているので、「免疫の暴走状態」とも呼ばれます。

新型コロナ肺炎でも、重症化の理由はウイルスではなく、サイトカインストームが生じるからではないか、との考え方が有力です。

他にサイトカインストームが生じたことが確実視されている事象としては、

①スペイン風邪での解熱剤アスピリン投与による若者たちの大量死。

②いわゆる「インフルエンザ脳症」（通常量の解熱剤による薬害。詳しくは拙著『…ひみつ』）。

③本章冒頭で紹介した、種々の小児用ワクチン接種後の突然死例の一部ないし全部などがあります。

新型コロナワクチン接種後も、次章以下で解説するように、急死や突然死がよく見られます。その原因として、サイトカインストームを疑ってみることが必要です。

第5章

コロナワクチンの特徴と臨床試験

ここからは、新型コロナワクチンの性質や成績について解説していきます。以下では、特に断らないかぎり単に「ワクチン」と略します。

そして本章の後半では、ワクチン開発のための臨床試験での成績や問題点を検討することにしましょう。

1．日本で使用されるワクチンの種類

現在、世界各国で使われているワクチンの種類はいくつもあり、今後も新規のワクチンが登場予定です。

日本では、国が（製薬会社と）結んだ購入契約の関係で、使用されるワクチンは当分の間、以下の3種に限られます。すなわち、

・米国の製薬会社「ファイザー」とドイツの「ビオンテック」が共同開発したワクチン（以下、ファイザーワクチン）

・米国の製薬会社「モデルナ」が開発したワクチン（以下、モデルナワクチン）

・英国の製薬会社「アストラゼネカ」と「オックスフォード大学」が共同開発したワクチン（以下、アストラゼネカワクチン）

の３種です。

日本で使用されているのは、２０２１年5月半ばの段階では、ファイザーとモデルナのワクチンですが、その場合、自分にどのワクチンが打たれるかは、接種会場によって決まってしまい、人々がワクチンの種類を選ぶことはできないようです。でも、「選べない」と言われると、かえって気になるのが人間心理でしょう。

読者にとっての最大関心事は、**有効率や副作用に違いはないのか？** でしょう。

この点（後述するように）３種のワクチンには、確かに違いがあります。

それを理解するには、各ワクチンの「特徴」を知っておかれるとよいと思い、本章で解説するゆえんです。

ワクチン開発の経緯

中国の武漢で、これまで誰も経験したことがないような、奇妙な感染症が広がり始めたのが２０１９年12月のことです。

それがウイルスを原因とすることや、ウイルス遺伝子のすべての「塩基配列」が解析されて、新種のコロナウイルスであることが判明したのが2020年1月です。

あとから分かったことですが、それとほぼ同時に、世界中の製薬会社がいっせいにワクチン開発に取りかかっていました。生き馬の目を抜くかのような製薬会社の素早さには、あらためて驚かされます。

WHO（世界保健機関）によると（2020年10月に）、研究・開発段階にあるワクチン候補は、計「193件」。そのうち「42件」が、ヒトを対象とした臨床試験に着手ずみでした。そのとき僕は、ワクチンは2021年春にも各国で承認される可能性がある、と思っていました。ところが11月には、ファイザーワクチンの臨床試験が区切りを迎え、各国の承認を待つばかりだというので驚きました。

正直に言うと、そんなに早くに開発を終えるのは拙速ではないか、と。しかし後述するように、高い有効率を示したというので、またビックリ。

有効率が高いのは素晴らしいことですが、一方で「ホントかな？」と思う自分がいます。臨床試験は製薬会社が実施するのですが、抗がん剤など開発段階での、製薬会社や協力医師たちがするインチキをさんざん見てきたからです（拙著『抗がん剤だけはやめなさい』文春文庫）。

それでも他方に、ワクチンが本当に優秀なものであってほしい、と願う自分もいます。

ではワクチンの特徴を見ていくことにしましょう。

ワクチンの種類とその違い

従来の（他の感染症の）ワクチンには、病原体をそのまま使うものがあります。効果が高いのは、①弱毒化した（生きた）ウイルスを用いる「はしか」や「風疹」のワクチンです。「生ワクチン」と呼ばれますが、弱毒化に時間がかかることもあり、新型コロナではほとんど研究されていません。

別の生ワクチンは、②予防しようとする病原体とよく似た（別の）病原体を使うワクチンです。天然痘に「牛痘ウイルス」を使い（最近、馬痘ウイルスだと判明）、結核予防に「ウシ型結核菌」であるBCGを使うのがそれです。

新型コロナの場合、似たウイルスとしては４種の「風邪コロナ」があります。これを生ワクチンとして使うアイデアもあり得ますが、研究はされていないようです。すでに大多数の人が風邪コロナに感染しているため、風邪コロナに対する免疫はできている、いまさらワクチンをつくっても効果は高くない、と踏んでいるのでしょう。

別の種類は、③「不活化ワクチン」です。

病原体を用いるのですが、薬品で処理して感染力や増殖力を失わせた、「死骸」ワクチンです。インフルエンザや、肺炎球菌肺炎のワクチンがこれです。

新型コロナに対しても、中国などで実用化されていますが、日本では不活化ワクチンが使われる予定がないので、検討を省略します。

日本で使用される3種のワクチンは、どれも「遺伝子ワクチン」です。したがって、ウイルスの遺伝子について知っておく必要があるでしょう。

新型コロナウイルスの特徴

コロナという名称は「太陽」にちなんでいます。ウイルスを観察すると、「光輪」を持った太陽に似ているからです。

光輪は実際には、ウイルス表面に突き出た無数の「小さな突起」です。海にいる「ウニ」のトゲ（突起）を短く切りつめた格好を想像するとよいでしょう。

この突起は「スパイク蛋白」（S蛋白）と呼ばれ、新型コロナがヒトに感染する際に必要不可欠です。スパイク蛋白は、人体細胞の表面にある「ＡＣＥ２受容体《エーシーイーツー》」に結合（付着）します。両者は「カギ」と「カギ穴」のようにピタリとはまり、そこからウイルスが細胞内へ侵入するのです。

世界各国で開発されているワクチンの多くは、このスパイク蛋白を攻撃目標としています。スパイク蛋白の働きを邪魔すれば、ウイルスが細胞内に侵入できないので、感染が防げる、という理屈です。

コロナの遺伝子とその働き

さて、スパイク蛋白がＡＣＥ２受容体に結合すると、「細胞の膜」とウイルスの「外膜」が融合し（溶け合って）、ウイルスの遺伝子が細胞内に放たれます。次は遺伝子が自分自身を複製する番です。

新型コロナウイルスの遺伝子は、ヒトなど生物の遺伝子が「ＤＮＡ」であるのと異なり、「ｍＲＮＡ」からできています。ＲＮＡの長い鎖に、「遺伝情報」が含まれ、それを設計図としてタンパク質が合成されるのです。新型コロナウイルスのｍＲＮＡには、ウイルスの骨格をつくる成分やスパイク蛋白など、何種類ものタンパク質を合成するための「遺伝情報」が載っています。

そしてコロナウイルスのｍＲＮＡは、侵入した細胞内のいろいろな装置に指令して、ふたつの作業をします。

ひとつは（自身のｍＲＮＡを設計図として）種々のタンパク質を合成させること。ふたつには（これも自身のｍＲＮＡを設計図として）同じｍＲＮＡを複製させること。その結果、細胞内にウイルスのｍＲＮＡとタンパク質がたくさん揃い、新たなウイルス粒子が完成するわけです。

遺伝子ワクチンとその仕組み

使用予定も含め、日本で使用される３社の「遺伝子ワクチン」は、ウイルス遺伝子を人体の細胞に取り込ませ、その遺伝子が（ウイルス）タンパク質を細胞内で合成し、それが免疫反応の標的になる、という点が共通しています。

ただ、新型コロナ遺伝子のすべてを用いると、生きているウイルスを投与するのに等しいので、遺伝子の一部を用います。「スパイク蛋白」の遺伝子を用いる方法が大半です。

詳しく言うと、

①ウイルス遺伝子の指令によって、人体細胞内でスパイク蛋白がつくられる

②スパイク蛋白に免疫システムが反応して、抗体をつくる細胞を増やす

③本物のウイルスがやって来たときに、抗体がスパイク蛋白に結合するため、ウイルスが（組織の）細胞に結合できなくなる

④ひいてはウイルスが細胞内に侵入するのを妨げる

という筋書きになります。

遺伝子の運び屋で変わる有効率と副作用

ところで、mRNA遺伝子はとても繊細で、ワクチンとして使うには問題があります。「mRNA遺伝子だけを注射すると、すぐバラバラになってしまう」「仮に切断されなくても、むきだしのmRNAが細胞に入ってくれる保証がない」のです。

また、仮に「mRNAが細胞内に入っても、免疫システムが始動して抗体をつくってくれる保証がありません」。免疫システムが始動するには、ワクチン注射によって「炎症」

が生じる必要があり、mRNAだけでは、炎症を引き起こしにくいのです。

そこでmRNAの運び屋が必要になります。mRNAを収める「カプセル」のようなものです。この運び屋を何にするかで、有効率も副作用も異なるはずです。中身はどの会社のワクチンも遺伝子なので、もし有効率や副作用が違った場合、その原因は運び屋にあると考えるべきでしょう。

ワクチンによって異なる運び屋とその特徴

ファイザーとモデルナのワクチンは、運び屋として「脂質」を用いています。「ナノテクノロジー」を用い、mRNA遺伝子を「脂質」で包んでいるのです。ナノとは1メートルの10億分の1という意味ですから、目には見えない、ごく小さな脂質カプセルです。

これでmRNAは安定し、外側をおおう脂質の助けによって、人体細胞内に入りやすくなります。

前述した炎症の問題も、脂質に刺激作用があるため、炎症を引き起こしやすく、免疫システムが始動しやすい。いわば脂質が「アジュバント」（免疫補助剤）として働くわけです。

この2社のワクチンは（後述するように）腕の痛みや発熱など「副作用」の頻度・程度が

高いのですが、それら副作用は脂質がもたらしていると考えられます。

これに対し、アストラゼネカのワクチンは、チンパンジーの「アデノウイルス」を運び屋にしています。ヒトのアデノウイルスを用いているワクチンもあります。

アデノウイルスは自然界にいて、ヒトに鼻炎、咽頭炎、結膜炎などの症状を引き起こし、肺炎などで亡くなることもあるという、ある意味危険なウイルスです。

そのため、アデノウイルスを弱毒化したうえで、人体内で増殖できないように処理し、その中に遺伝子を封じ込めるのです。

アデノウイルスは体内細胞の中に自然に侵入できるので、コロナの遺伝子を届けられます。またアデノウイルスは一種の病原体なので、それに対する「炎症」が生じ（つまり免疫システムが活性化され）、抗体産生を助けます。

さて次は、ワクチンを承認してもらうための「臨床試験」です。

2. 臨床試験の成績

臨床試験と拙速承認の是非

ワクチンは、製薬会社が「臨床試験」を実施し、その結果を（厚労省など）各国の政府機関に報告し、承認される必要があります。

降圧剤など一般薬と同じく、ワクチンの臨床試験も3段階からなります。

まず、少数のボランティアにワクチン候補を投与する**第一相試験**を行い、安全性をテストします。他方で、コロナウイルスに対する抗体が産出されるかを見ます。

第二相試験は、ワクチン候補の接種量や接種スケジュールを明確にするために実施されます。

そして最終段階が**第三相試験**です。

これは**「比較試験」**で、数千〜数万人のボランティアを2班に分け、一方には「ワクチン候補」を、他方には「プラセボ」（生理食塩水）を接種し、ワクチン候補の有効性と安全性を試します。

とすると、第三相試験を終えて承認されたワクチンであれば、有効かつ安全であるはずですが、いろいろ落とし穴があります。

というのも新しいワクチン候補は通常、開発に着手してから有効性と安全性が確認されるまでに5～10年もかかるのです。しかし新型コロナワクチンの場合、開発に着手してから1年未満で承認されたケースもあり、「拙速承認」になっている可能性があるのです。

その場合、一般人を対象に「実地接種」を始めると、有効性に関しても、安全性（副作用）に関しても、「こんなはずではなかった」ケースが続出することが危惧されます。

それでは、第三相試験で世界の先陣を切り、日本で最も数多く打たれているファイザーワクチンの成績を検討してみましょう。

新ワクチンの「有効率95％」の意味

米国の製薬大手ファイザーは２０２０年11月9日、第三相試験の「中間解析」の結果、コロナの発症を防ぐ「有効率が9割超」だったと公表。ファイザー社の株価は急騰しました。

ところが1週間後の16日には、米国の製薬会社モデルナが、中間解析で「有効率が94・5％」だったと発表。モデルナのほうが、優秀そうに感じますね。

そうしたら、2日後の18日には、ファイザーが「最終解析」結果で「有効率が95％」だったと。モデルナワクチンの有効率を「0・5％」上回った格好ですが、ファイザーが短時日のうちに2度にわたって発表したのは、どこか不自然です。

さて「有効率が95％」と聞くと、ワクチンを打ったほぼ全員がワクチン効果を得る、と思う方が多いようです。ファイザーワクチンを例に、「有効率」の意味を確認しておきましょう。

ファイザーワクチンの第三相試験は、4万3661人が被験者となり、半数にはワクチンが、残りの半数にはプラセボ（生理食塩水）が2回ずつ接種されました（各群、2万2000人）。

最終解析では、新型コロナを「発症」していたのが、プラセボ群で162人、ワクチン群は8人でした。ここから、新型コロナの発症（数）を95％減らした、有効率が95％だった、との計算になります。

理解を助けるため、100人ずつを被験者にしていた、と仮定しましょう。するとプラセボ群で新型コロナを発症したのは、１００人中１人（弱）。それがワクチン群では、ほぼゼロになったわけです。

ただこの結果からは、残りの99人がどうなるかは不明です。つまり、将来も95％の有効率が保てる保証はないのです。そう考える理由はいくつもあります。

まず、被験者を観察した期間がとても短い。試験は昨年7月に開始され、終了したのが11月。接種後、長くて4か月しか様子を見ていないのです（平均で2か月）。

ワクチンを接種した直後には、体内に「抗体」ができているため、発症予防効果があるのは当然です。ところが、新型コロナに自然感染した後できる抗体は、早くに消失することが知られています。

そして新型コロナでは、ｍＲＮＡ遺伝子が変異するスピードがたいへん速い。同じくｍＲＮＡ遺伝子を持つインフルエンザウイルスも、「変異が速いから、毎年ワクチンを打て」と言われていますね。新型コロナでも、同じように毎年打てと言われる可能性が高いのです。

そうしたら実際、ファイザーの最高経営責任者（ＣＥＯ）は、２０２１年4月になって、「新型コロナウイルスワクチンの接種後1年以内に、再接種が必要になる可能性が高い」と言い始めました。

臨床試験から超高齢者や基礎疾患者が除外されていた理由

これら臨床試験の欠点は、肝腎な人たちが除外されていたことです。というのも、欧米諸国や日本での（一般市民を対象とした）ワクチン実地接種では、ハイリスクグループである「高齢者」や「基礎疾患がある人」が優先接種を受けています。ところがこれらの属性を持つ人たちは、第三相試験から除外されているか、少ししか含まれていないのです。

例としてファイザーの第三相試験を見ると、基本的に「健康な人」を対象（被験者）としています。つまり試験の「被験者に採用しない」という「除外基準」では、「ビア樽型の肥満」や、「高血圧」「糖尿病」「慢性肺疾患」「腎機能低下」など基礎疾患があるケースを除いていました。モデルナやアストラゼネカの基準も大同小異です。

また年齢に関してはファイザー試験では、85歳が上限で、75〜85歳は全被験者のわずか4％です（FDA Briefing Document）。

したがって、ワクチンが切実に必要とされている「基礎疾患」があるケースや、施設に入所しているような、虚弱な「高齢者」での有効率や副作用は不明なのです。

これらの人たちを臨床試験に加えなかった理由は、もし加えると有効率が下がり、副作用が増えることを、試験を実施する製薬会社が危惧したからでしょう。

それなのに日本で進められている実地接種で、これらの人たちにワクチンをどしどし打っていったら、どういうことになるでしょうか。副作用が心配です（7章）。

中断された臨床試験

ワクチンの重い副作用が、臨床試験で明らかになることがあります。

２０２０年9月、アストラゼネカが実施している第三相試験が、副作用が発生したため中断したとの報道がありました。のちに「横断性脊髄炎」（別名「急性散在性脳脊髄炎」ＡＤＥＭ）が1例、発生していたと分かりました。

またその報道後、それ以前に「多発性硬化症」という脳神経疾患を発症したケースがあって、試験を一時中断していたことが明らかになりました。

どちらのケースも、①めったに自然発生しないタイプの「神経性疾患」で、②免疫システムが関与する「自己免疫疾患」であり、③従来の種々のワクチンでも「副作用」として挙げられている病態ですから、アストラゼネカワクチンの副作用であることは確実です。

それで僕は、第三相試験は中断されたまま終了するのだろうと観測していましたが、違いました。試験は再開され、ワクチンは各国政府に承認されて、実地接種に使われるようになったのです。強引にすぎるのではないでしょうか。

後日、この第三相試験の結果が「ランセット」誌に掲載されたとき、副作用に関する欄をチェックすると、その横断性脊髄炎が生じたケースは隠さず記載していました。当たり前のこととはいえ、好印象を受けました。

ところが読み進むと、ほかにも3人が横断性脊髄炎を発症していたと書いてある。そして①すべてのケースは、臨床試験と独立している（神経学の専門家からなる）委員会が検討している、②その結果、これらの症状とワクチンとは関連していなさそうで、「自然に生じたものだろう」と（Lancet2021;397:99）。

いやあ、これはおかしい。巨大製薬会社が資金提供して組織した神経学者の集団が、製薬会社や、試験を遂行する医師たちから独立しているとは誰も思わない。そう思っているのは臨床試験の関係者だけでしょう。

こういう強引なことをしているから、実地接種を始めてからの、アストラゼネカワクチンの評判が悪いのでしょう。

不利益情報とインサイダー取引？

本章の最後に、臨床試験にまつわる疑惑を紹介しておきます。

ファイザーが「ワクチンの有効率が9割超」との中間報告をして、株価が高騰したその日に、ファイザーの最高経営責任者（CEO）と副社長が自社株を売って、それぞれ590万ドル、190万ドルを手にしています（CNN Business 2020.11.11）。

常識的には「インサイダー取引」ですね。何か将来株価を低下させるであろう（第三相試験の）データを部下たちからの報告で知ったのではないか。しかし部外者たる僕たちは、どんな（株価やワクチンにとっての）不利益情報だったのかが分からない。試験データは、製薬会社のコンピュータに秘蔵されているので、アクセスすることもできません。

それでも目を凝らしていたら、「おやっ」というデータに気づきました。ファイザーがFDA（米国食品医薬品局）にワクチンを緊急承認してもらうために提出した文書です。

そこに、「2度の接種後、プラセボ群では61人を、ワクチン群では311人を、最終解析から除外した」とあるのです（FDA Briefing Document:Table 2）。

その何が問題か。

通常、ワクチンの第三相試験（＝比較試験）では、被験者を「プラセボ」群もしくは「ワクチン」群に分け、それぞれに既定の回数を打った時点で、試験は実質的に終了します。あとは被験者の経過を観察し、コロナ症状を発症するかどうかを見ていくだけです。

ところが、被験者にプラセボやワクチンを打ったあとに、最終解析から除外された被験者がおり、その人数に「61人」と「３１１人」差し引き２５０人という大差が生じていたのです（前掲ＦＤＡ Document）。

しかも文書には、除外した理由が明らかにされていない。この２５０人という数は、プラセボ群でコロナ症状を発症した数（１６２人）を上回ります。つまり、事後にデータを操作して、ワクチン群に生じたコロナ発症ケースを隠してしまった可能性があるわけです。

この試験結果も、医学雑誌に報告されています。そこで論文を読むと、ワクチンを打った後に多数のケースを除外したとは記されていない。試験は正しく行われたような印象を与えますが、ＦＤＡへの提出文書と合わせて2重の隠蔽行為なのでしょう（N Eng J Med 2020;383:2603）。

日本に入って来るワクチンの中で、ファイザーワクチンと成績が似るであろうものは、モデルナのワクチンです。mRNAを包み「運び屋」とするのに、脂質を使っている点が共通しているからです。ただ用いる脂質がファイザーのとは多少とも違っているので、それが有効率や副作用に影響する可能性があります。

では運び屋としてチンパンジーのアデノウイルスを用いている、英国アストラゼネカのワクチンはどうか。第三相試験は、2つのグループを対象として実施されています。結果、有効率はそれぞれ「62%」と「90%」でした。ファイザーとモデルナのワクチンよりも低い印象です。ただ、優劣の判定が難しいのは、臨床試験を実施する製薬会社が（前述のように）試験データを操作している可能性が排除できないからです。もしデータ操作があると、有効率が低いほど信頼できるという（ある意味）倒錯した状況になります。

しかもこの試験では、担当者のミスにより、投与したワクチン量が半分だったグループがあります。それが「90%」という高い有効率を示したグループなのです。これは医学常識から外れた結果です。

ただ有効率90%のグループは被験者が「55歳以下」であり、62%グループにはそれを超える「高齢者」も「基礎疾患があるケース」も含まれています。それが有効率に影響した可能性があるでしょう。

さて次章以降は、各国政府に承認されたワクチンを、実社会で人々に接種した場合（以下、実地接種）どうなるかを検討します。

その際、有効性情報に関しては、時の経過とともに、どんどん変化しているし、けっこう頻繁に報道されているので、本書でくわしく分析する意義は低いでしょう。

次の2章では、あまり報道されることのない、副作用死と思われるケースを分析することにしましょう。

第6章

ワクチン接種後の死亡例と副作用

コロナワクチンは、人類が経験したことがないワクチンなので、どんな副作用があるか気になりますね。ことに、ワクチンで死亡することはないのか、が最大の関心事でしょう。

本章では、各種コロナワクチンの承認後、欧米で（住民を対象に）実地に打ち始めてからの副作用事例やその疑い事例を検討してみましょう。数万人にしか試していない臨床試験では分からない、リアルワールドでの実態が見えてきます。

1. ワクチン接種後の死亡例

副作用については、ワクチン先行国であるアメリカ合衆国からの報告が参考になります。米国では2020年12月にワクチンの実地接種を始めてから、2021年5月3日までに2億4500万回の接種が実施されています。そして何か副作用らしき症状や事態が生じた場合（VAERSという組織に）、医師でなくても報告することができます。

するとこの間、ワクチン接種後に死亡したという報告が4178件ありました。しかし政府機関である「疾病管理予防センター」（CDC）が死亡診断書、解剖報告書、医療記録などを精査したところ、ワクチンと死亡との因果関係が確認できたものは1件もなかったとのことです（Selected Adverse Events Reported after COVID-19 Vaccination. CDC 2021.5.27）。

本当でしょうか。本章前半では、「ワクチンは副作用死を起こさない」の真偽を検討していきます。後半では、ＣＤＣも認めざるを得なくなってきた、他のワクチンでは知られていなかった副作用を解説します。

接種直後に「自然死」の謎

欧米諸国でワクチンの実地接種が始まるとすぐに、何件もの死亡例が報道されました。いくつか実例を見ていきましょう。

事例１：ソニア・アセベドさん、41歳、女性。ポルトガル・ポルト市の病院看護師。

２０２０年12月30日、ファイザーワクチン（全２回）の第１回目を接種。ところが、翌年１月１日（接種２日後）に急死しました。ワクチン後の死亡例が報道されたケースとしては、世界初のようです。

死亡した状況は報道されていませんが、おそらく死後に発見されたのでしょう。ワクチン接種後の死亡例は、死後に発見されることが多いのです。

その後、ポルトガルの法務大臣は（解剖の結果）「ワクチンと死亡との間の、直接的な関連性は立証できなかった」「因果関係があるという証拠がない」と発表しました。

遺族のアセベドさんの父親は、こう述べます。

「彼女はＯＫだった。健康上の問題点は何もなかった」

「彼女はコロナワクチンを受けた。しかし、副作用は何もなかったと言っていた」

「それなのに新年初日に、接種からちょうど48時間後に亡くなった。私は何が起きたのかを知らない。私は答えがほしいだけだ」

「私は、何が自分の娘を死に導いたのかを知りたい」と（https://www.dailymail.co.uk/news/article-9111311)。

このように、因果関係を示す証拠がない、と言われても、遺族は納得できないものです。ワクチン接種を受けるまでは元気で健康だったのに、ワクチンを接種したら48時間後に亡くなってしまったのですから、納得できないのも当然です。しかし公的には結論は覆らず、アセベドさんはワクチンとは別の原因で亡くなった、「自然死した」と扱われました。

しかしその原因は不明であると。

別のケースを見てみましょう。

基礎疾患がある高齢者は自然死か？

事例2：氏名不詳、82歳、女性。オーストラリアの介護施設に入所している。ファイザーワクチンの第1回目を接種されてから、3時間後に死亡。

報じた記事は「ワクチンとこの女性の死亡とに何らかの関係があるかは不明。なぜならば彼女には肺疾患があったから」と書いています（https://www.dailymail.co.uk/news/article-9444341）。

この論法だと、基礎疾患のある高齢者がワクチン接種後に急死した場合、すべて因果関係不明として片付けられてしまうことでしょう。

しかし医者としての意見を言うと、肺疾患があっても、元気でワクチンを打てるような健康状態の人が、自然に急変して数時間で亡くなることはありません。このケースはワクチンによる副作用死と考えられます。

ハンク・アーロンさんの突然死

事例3：ハンク・アーロンさん、86歳、男性。

名前を聞いて、思い出す方も多いはずです。ハンク・アーロンさんは野球選手で、かつて日本の王貞治選手と、太平洋をはさんで本塁打競争をして世間を沸かせました。

そして米大リーグ歴代2位である通算755本塁打という大記録を打ちたてており、米国野球の殿堂入りを果たしています。そんなアーロンさんが、なぜワクチンを打つことになったのか。いきさつはこうです。

じつは米国の黒人たちには、医療行為に関し、専門家や政府に対する根深い不信感があります。1932〜72年ごろ、米国アラバマ州タスキギーで、政府機関が中心となって、梅毒に感染している黒人男性を選び出し、治療薬・ペニシリンがありながら、それを告知せず、無治療で観察を続けたからです。多くの男性が（そして男性から梅毒をうつされた女性が）梅毒で死亡し、先天性梅毒の子も多数、生まれました。

この一件は「タスキギー梅毒実験」と呼ばれ、黒人たちが医療に関して専門家や政府を信用しない最大の原因になっています。コロナワクチンの場合も、「また専門家と政府がヘンなことをやっている」「もう騙されないぞ」と考える黒人が多く、ワクチン承認当初から黒人での接種率が低くなることが予想されました。

そのため米国では、さまざまなワクチン推進キャンペーンが行われました。アーロンさんは、黒人かつ偉大な本塁打王なので、黒人たちには絶大な人気があります。そこでアーロンさんが「広告塔」になることになり、２０２１年1月5日、テレビを含む各種メディアの前で「モデルナワクチン」を打ちました。「ほらこんなに安全ですよ」と。ところがアーロンさんは、ワクチン接種から17日後に急死したのです。就寝中に突然死されたと。

近親者らは、アーロンさんには（亡くなる直前まで）「ワクチン接種による副作用や体調不良は、まったく見られなかった」と述べています。

死後の検査を担当した、地元の検死医は、死因について「ワクチンとの関連性は認められない」「自然死とみられる」と公表しています（Tampa Bay Times Jan 27 2021）。

といって、心筋梗塞や脳卒中などの「具体的死因」を挙げなかった点が重要です（後述）。

ネット上にあふれた火消しキャンペーン

アーロンさんの死亡は、ワクチン推進目的からすると、完全に逆効果でした。黒人の多くには「ワクチン副作用による死亡」と受け取られてしまったからです。そこで起きたのは、アーロンさんは副作用死ではないとする「火消しキャンペーン」。

米国のインターネット上には、「アーロンさんの死とワクチンは無関係だ」「アーロンさんは自然死だ」などの記事や主張があふれたのです。

しかしそれらは、無関係である理由を挙げるわけではなく、前述した検死医の「自然死とみられる」という言葉を引用するだけでした。

アーロンさんの急死原因は、本当は何なのでしょうか。

突然死とサイトカインストーム

ワクチン接種後に死亡して解剖が行われた場合、心筋梗塞や脳卒中などの所見が発見されることがあります。その場合、「自然死」とされやすいわけですが、理論的には、ワクチン接種の影響で心筋梗塞や脳卒中が生じた可能性を否定できません。この場合には、ワクチン接種前に、①元気だったのか、②心筋梗塞や脳梗塞などの発作を繰り返していたのか、③ワクチン接種から死亡までの時間や日数、などを総合判断することになります。

かなり多いのは、解剖しても心筋梗塞や脳卒中などの所見が見つからない場合です。事例1のソニア・アセベドさんや、事例3のハンク・アーロンさんがそうです（事例2は解剖の有無が不明）。

その場合でも「自然死」とされてしまうわけですが、正しいのでしょうか。

「乳幼児突然死症候群」という疾患があります。文字通り、元気だった乳児や幼児が急死するのですが、解剖しても原因となるような病気や所見が見られないため「症候群」とされています。

しかし突然死した一部のケースでは、解剖結果や状況証拠から、ワクチンの副作用であることが強く疑われています（Am J Forensic Med Pathol 2019;40:232）。

この点、薬害研究の第一人者である浜六郎医師らは、日本での「ヒブワクチン」と「肺炎球菌ワクチン接種」後に突然死した乳幼児について検討を加えており、偶然とは言えない高頻度で、ワクチン接種後に突然死を来していることを示しました。つまりこれらワクチンが、突然死の原因だと（https://npojip.org/sokuho/no147.pdf）。

では何が突然死を引き起こすのか。浜医師らは、ワクチン接種後に免疫システムが反応してサイトカインの過剰分泌が生じ、それが突然死をもたらすと解説しています（「薬のチェック」誌94号 2021.3）。原因は「サイトカインストーム」とも言えるでしょう。

サイトカインストームであれば、死後に解剖しても、組織や臓器に、サイトカインで死んだという「所見」ないし「痕跡」が見られないのは当然です。

新型コロナ肺炎が重症化するのはサイトカインストームが生じるのが原因だ、という話はご存じの方も多いでしょうが、じつは一部に異論があります（JAMA Intern Med 2020;180:1152）。異論が出るのは、サイトカインストームを死後に立証することの困難さを物語っています。

アーロンさんが急死したのは、ワクチン接種から17日後ですが、ワクチンの抗ウイルス効果は（接種後）日を追うごとに強まります。つまり免疫システムが、尻上がりに活性化されるわけです。したがって免疫システムが活動を強めた時期に（サイトカインストームなど）種々の原因で死亡しても不思議ではないわけです。

そうなると検死医が「自然死とみられる」と公表していることは、逆に、アーロンさんが副作用死した根拠になるでしょう。心筋梗塞や脳卒中などの具体的死因を挙げなかったのは、「解剖時に死因の痕跡が見られなかった」と言外に語っているのですから。

検死医も、アーロンさんは副作用死だと思っていたことでしょう。ただ、もし検死医が「因果関係がある」と語ったら、政財界の不評を買い、失職してしまう。それほど米国のワクチン推進圧力は強く、検死医もひしひしと無言の圧力を感じていたはずです。

血小板減少症と脳出血

次は、どう考えてもワクチンの副作用による死亡なのに、そう扱われなかったケースを紹介しましょう。

事例４：グレゴリー・ミカエルさん、56歳、男性。米国フロリダの産婦人科医師。

ミカエル医師は、元気で健康でしたが、医療従事者に優先接種するという政府の方針に従って、２０２０年12月18日にファイザーワクチンを打ちました（1回目）。

すると間もなく、手足の皮膚に紫色の斑点が生じ、接種３日後には「血小板減少性紫斑《しはん》病《びょう》」と診断され、緊急入院となりました。血小板とは何か。

血小板は、白血球・赤血球と並ぶ「血球」で、血液を凝固させるのが役目です。つねに血液中を流れていて、血管が破れて出血すると、多数の血小板が破れた部位に集まり、血の流れをせき止めます（止血）。台風で河川の土手が破れて出水したとき土手に積み上げる「土嚢《どのう》」に似ています。が、土嚢は何日たっても土嚢のままですが、血小板は集合して血を止めたあと、複雑な過程を経て血管壁が修復されます。

そのため血小板が減ると、体内で出血しやすくなり、「血小板減少性紫斑病」が生じます。じつは健康人でも、ふだんから体内の小血管がしょっちゅう破れていて、小さな出血を繰り返していますが、血小板によって修復されているのです。そのため血小板が減ると、手足に紫色の「出血斑」が出現するようになります。これが「血小板減少性紫斑病」で、内臓や脳にも出血しやすくなるのです。

血小板減少性紫斑病は、「自己免疫疾患」の一種です。血小板を免疫システムが攻撃するようになり、その数を減らすのです。免疫システムが始動する原因は、わからないケースが多いのですが、先行する感染症やワクチンが原因となるケースもあります。

そのため厚労省公認の「医師向け添付文書」には種々のワクチンで「重大な副反応」（＝副作用）として、血小板減少やそれによる紫斑病が生じ得ることが記載されています。例として「肺炎球菌ワクチン」「日本脳炎ワクチン」「ヒブワクチン」「インフルエンザワクチン」などがあります。

否定された因果関係

さて入院後、ミカエル医師の血小板数はほぼゼロとなり、全米の専門家たちが回復に向けて知恵をしぼりました。症状が重いとはいえ、血小板減少性紫斑病はありふれたケースなので、異例の対応です。ミカエルさんを死なせてはいけない、全米のワクチン副作用死の第1号になってしまう、という危機感が関係者にあったのでしょう。

しかしミカエル医師の血小板は増えず、ワクチン接種から16日後の1月3日に、「脳出血」が生じて急死されました。脳出血は、血小板が減少した場合によく見られる合併症で、半身不随になるか、悪くなると死亡します。

ところがワクチン製造・販売元のファイザーは、「彼が死亡したこととワクチンの間には直接的な関係があるとは信じていない」と強気の対応でした（US Sun Jan 8 2021）。

また前述のように、米国ＣＤＣは、ワクチン接種後に死亡した４１７８件を分析していますが、その中に血小板減少性紫斑病は含まれていない。つまりミカエル医師のケースは、副作用死ではなく、「自然死」と扱われているということです。

しかしミカエル医師のケースで因果関係を否定するのは間違いです。これは明らかに副作用死です。理由は、①血小板減少がワクチン接種の直後に生じている、②血小板減少は免疫システムの活性化によって生じる「自己免疫疾患」である、③血小板減少は（インフルエンザや肺炎球菌など）他種のワクチンでも「重大な副作用」に認定されている、ことなどがあります。

このケースで因果関係を否定することが許されると、およそ世の中には（他種ワクチンを含め）副作用死するケースは存在しないことになるでしょう。製薬会社や専門家たちが因果関係を否定するのは、政治的経済的な思惑があるからと考えられます。

ノルウェーでの副作用死

米国での5月初めまでの2億4500万回の接種には、多くの高齢者が含まれているはずですが、副作用で死亡したとされる者はゼロでした（例外は後述）。

ところが北欧ノルウェーから、まとまった数の副作用死（？）事例が報告されました。

２０２1年1月16日、ノルウェーで、ワクチンを接種してから短期間のうちに23人が死亡したと報じられました。高齢者や介護施設の居住者を優先して、約3万３０００人に（２回打つ決まりの）ファイザーワクチンを少なくとも1回打った段階での話です。

ノルウェー政府によると、（23人のうち）検死がすんだ13人の結果から、高齢で体調を崩しやすい人々では、一般的な副作用が重篤な症状を招いた可能性があることが示唆されたのです。

「高齢者など、余命がごく短い末期患者にとっては、ワクチンの恩恵はほぼ、あるいは全くないかもしれない」とも語られました。政府としては踏み込んだ発言です（Taraldsen LE:Bloomberg Jan 16 2021）。

ノルウェーでの死者は日ごとに増え、（1月19日段階では）75歳以上の高齢者の死亡が33人。この時点では、約4万２０００人に対して、少なくとも１回目のワクチン接種を終えています。

ところがというか、やっぱりというか、ノルウェー政府の発言は、だんだんトーンダウンしていきます。「ワクチン接種よりも新型コロナのほうが明らかに危険だ」「我々は警告されない」（つまり接種方針を変えない）と、強気の姿勢を見せるようになりました。欧米諸国からの圧力がありそうです。

ファイザーも、「これまでの死亡者の数は、期待された範囲内にある」「警告的ではない」と強気です。

ともあれ、大勢の高齢者が死亡した事実をすぐに公表したノルウェー政府の姿勢は、かなり誠実といえるでしょう。

これに対し（ワクチン接種を開始したのが世界一早く、接種人数もノルウェーよりずっと多い）英国からは、死亡報道がちっとも出てきませんでした。情報が統制されていた可能性があります。

ただ後述するように、その後、新たな種類の副作用が生じることがわかり、死亡したケースがあることが隠せなくなってきました。しかしそれが分かるまでは、英国は国営医療なので、やろうと思えば情報操作は比較的容易だったはずです。

副作用死の新しい判定基準

これまで紹介してきたように、ワクチン接種後に死亡したケースは、どれも専門家や政府機関が「因果関係」を否定しています。ワクチン後の急死例は（御天道様《おてんとうさま》から見て）原因がワクチンであった場合でも、解剖時に（ワクチンで死んだという）「所見」ないし「痕跡」が見られないため、製薬会社や専門家は「どうせ証明はできないはずだ」と高をくくって、「ワクチンとは関係がない」「安全だ」と強気の態度にでるのでしょう。

でも、これは良くない。何よりも亡くなった方に失礼ですし、その死を無駄にします。

ワクチンの副作用死かどうかを判定するための、簡明な基準が必要です。

そこで僕が提案するのは、

①ワクチン接種後、１か月以内に急死し、医療機関や医師から「副作用疑い」として報告されたケースは、ワクチンの副作用が原因だと「推定」する。

なぜならば担当医は、この人は元気だし、ワクチンは安全だと思っているから、接種することにしたのです。それなのに急死したから驚いて、報告したわけです。急死例の報告の形式上は「副作用疑い」となっていても、医師は「ワクチンで死んだ」と思っているものなのです。

②この推定を破る（覆す）には、（因果関係を否定しようとする側が）「ワクチン以外の原因」で死亡したという証拠を提出して立証する

という判定基準です。

期間を1か月としたのは、その頃まで免疫システムの活性化が続くからです。がん手術の場合も参考にしました。がん手術から1か月以内の死亡は、たとえ心筋梗塞や脳卒中や事故であっても（手術しなければ生じなかったと考え）、すべて「術死」と見なすのが医学界の共通ルールなのです。

この判定基準であれば、アーロンさんもミカエル医師も、ワクチンの副作用で死亡したと判定されます。

ノルウェーで亡くなった33人の高齢者も、「元気だ」「すぐには自然に死にそうにない」「ワクチン接種に耐えられる」と判断されて、ワクチン接種の対象になったこともあり、副作用による死亡と推定されます。そしてほかにも死亡者がいたかもしれないけれども、（亡くなる直前か死後の解剖で）他に死因となりそうなものが見当たらないケースを集めて「33人」と発表されたのだと思います。

2．新規の副作用「血栓症」

これまで感染予防のために打たれてきたワクチンは多数あり、生じる副作用の種類はワクチンによって、ある程度決まっています。よく生じる副作用や重大な副作用は、各国政府が製薬会社に命じて、医師向けの説明文書に記載させており、日本だと「添付文書」がそれに当たります。

新型コロナのワクチンは、これまで世界になかったものなので、当然、どんな副作用が生じるか、わかっていません。そのため数万人の被験者に臨床試験を実施して、副作用の出方を確かめるわけですが、それでも分からないで終わる副作用があり得る。その場合、実地接種を始めて数十万人、数百万人と打っていくと、これまで知られていなかった副作用に出合ってビックリ、となります。

新型コロナワクチンで、人類が初めて出合った副作用、つまり従来のワクチンでは生じなかった副作用を紹介しましょう。

それは**「血小板」関連の副作用**です。

従来のワクチンの副作用に「血小板減少症」や「血小板減少性紫斑病」があることは前述しましたが、それとは異なる種類の、血小板がらみの副作用です。

どんな症状・経緯なのか、典型的なケースを示しましょう。

「血栓症」と「血小板減少症」

事例5：37歳、女性、ノルウェー在住。

アストラゼネカワクチン接種後、1週間で頭痛が出現。

翌日、救急外来へ。発熱と持続する頭痛があった。採血検査で「血小板」が減少していることが判明。CT検査では、頭蓋内の「静脈洞《じょうみゃくどう》」（＝頭蓋骨に接する太い静脈）に「血栓」が見られた。血小板が少ないので、薬物治療。

翌々日、全身状態が悪化し、CTで大量の「小脳出血」と「脳浮腫」（＝脳のむくみ）が見つかった。血小板の点滴を実施する一方、脳のむくみを軽減させるために、手術で頭蓋骨を一部切り取った。ところが逆に、手に負えない激烈なむくみが生じ、手術から2日目に死亡（N Engl J Med:doi:10.1056/NEJMoa2101544）。

少し解説しましょう。

この病態では、ワクチン投与によって、血小板に対する「抗体」ができ、血小板を攻撃するので、「血小板減少症」が生じます。「自己免疫疾患」です。

ミカエル医師（事例４）のケースも、血小板減少症が生じましたが、それとは病態が異なります。つまり血小板は、血を固める作用があるので、それが減ったミカエル医師の場合は、出血しやすくなり、皮膚に出血した痕が広がって、「紫斑病」と呼ばれました。そして死因は「脳出血」です。

ところがこの新規の病態では、血小板減少症が見られる一方、血液が固まりやすくなって血管を詰める「血栓症」が、頭蓋内の静脈洞や肺・内臓などの血管に生じるのです。

なぜ血小板が減っているのに、血が固まるために生じた血栓症とが、同一人の体内で共存しているのか、共存できるのか。そうなる仕組みは今のところ未知ですが、多数のケースが報じられています。どんな人に生じやすいか、報告論文を見てみましょう。

「血栓症」は圧倒的に若い人たちと女性が多い

報告論文１：ノルウェーからの報告。32から54歳の５人、うち女性４人、男性１人。結果、

3人が死亡し、2人が回復。（前掲 N Engl J Med）

報告論文2：ドイツからの報告。22から49歳の11人、うち女性9人、男性2人。結果、6人が死亡し、4人が回復。1人のその後は不明。（N Engl J Med DOI:10.1056/NEJMoa2104840）

報告論文3：ドイツからの報告。22～46歳までの3人、全員が女性。全員が回復。（J Clin Med 2021:10:1599）

血栓症＋血小板減少症はおおむね、ワクチンを接種したあと数日～2週間で発症しています。特筆すべきことは幾つかあって、

・大部分は**20から40代までの比較的若い人たちで、高齢者はいない。**理由は不明です。

・**女性が圧倒的多数**を占めます。理由は不明。

・**致死率が高い。**

・そして肝腎なことには、**全員がアストラゼネカのワクチン接種を受けています。**

副作用の原因はアデノウイルス

　現在のところ、欧米諸国で打たれているワクチンのほとんどは、「遺伝子ワクチン」です。各社ワクチンの違いは、何で遺伝子を包むかにあり、ファイザーやモデルナの場合は、「脂質」で遺伝子をくるんでいます。

　これに対し、英国アストラゼネカや米国ジョンソンエンドジョンソンのワクチンは、アデノウイルスの中に遺伝子を封じ込め、人体に投与します。アデノウイルスは人体内で増殖できないようになっているから安全だとして、ワクチンに使われているのですが、「血栓症＋血小板減少症」を引き起こしているのは、両社のワクチンだけのようです。

　したがって、アデノウイルス（プラス遺伝子）が原因となって、血小板に対する「抗体」をつくり出すことが考えられます。

新しい副作用として公認

　こうして、「血栓症＋血小板減少症」はワクチン副作用として公認されるようになりました。ワクチン関連の（行政機関を含む）医薬品業界は、日本ばかりでなく欧米でも、新規の副作用を認めようとしない傾向があるのですが、この場合は特例です。

その理由は、有力な医学誌に何本もの（副作用だとする）説得的な論文が載ったからでしょう。ワクチンの専門家とは言えない、死にかけた患者たちを診ている現場の医師たちは、必ずしも政府の思惑通りには行動しないものなのです。

そして何本もの、同一結論の論文が公表されると、さすがに各国政府やワクチン専門家も否定しにくくなるわけです。

結果、ワクチンによる死亡例があることを（かたくなに？）認めようとしなかった米国の疾病管理予防センター（CDC）も、ワクチンの副作用で「血栓症＋血小板減少症」が生じることを認め始めました。ただし「ごくまれである」と付言して（前掲CDC 2021.5.5）。

英国でも同じです。アストラゼネカ社がある英国の医薬品・医療製品規制庁（MHRA）は、これまでワクチン接種後の死亡例の中に副作用で亡くなったケースがあると発表してきませんでした。しかし報告論文が発表されるのと前後して、「血栓症＋血小板減少症」が発生していること、死亡例があることを認めました。ただし「きわめてまれである」と強調して（https://www.gov.uk/mhra）。

副作用は「まれ」だからワクチンを打つ、のは得策か？

米国や英国の政府機関が「まれだ」と強調するのは、「コロナの危険のほうが大きいのだから、まれな副作用は気にしないで、ワクチンを接種したほうが得ですよ」と言っているわけです。

しかしこれは、**コロナで亡くなるのは年寄りなのに、「血栓症＋血小板減少症」で亡くなるのは、比較的若い人たちであること**に（わざと？）言及しない点で、若い人たちにとって極めて危険な言明です。

アストラゼネカワクチンは、今のところ日本で使われる予定はないようですが、コロナで死亡する可能性が極めて低い若い人たちは打ってはいけないと思います。ただ何歳以下を「若い」と考えるかは、各個人に任されます（最終章）。

本章を書き上げたあと、５月21日厚労省はアストラゼネカワクチンを緊急承認しました。しかし日本では使用せず、台湾に提供することになりました。

なお英国では、若い人たちにもアストラゼネカ製のワクチンを打ってきたわけですが、ワクチン接種後の死亡数は、ファイザー製のそれと違いないようです。被接種者１００万人当たりの死亡者は、アストラゼネカワクチンが約29・6人であるのに対し、ファイザーワクチンが約29・8人で、大差はなかったとされています。

これに関連してですが、今まで詳しい死亡者情報を出してこなかった英国政府に対しては、「情報隠しだ」という非難の声があります。

第7章

日本人の副作用死の実情

日本でのワクチン実地接種では、医療従事者が真っ先に対象となりました。すると接種開始後、短時日で死亡する医療従事者が続出しました。これは「副作用死」ではないのでしょうか。本章前半のテーマです。

後半では、接種を受けた人たちがよく経験する、痛みや発熱などの副作用や「アナフィラキシー」について検討します。本章で紹介するケースは、すべてファイザーワクチンによるものです（製品名コミナティ。きまりは2回接種）。まずは死亡例から。

ワクチン接種後の死亡例

厚労省は「副反応（＝副作用）死の疑い」事例を定期的に発表しています。報告数は発表ごとに増えており、5月26日には計85人になりました。これら全員を分析対象とすると、焦点がぼけるので、4月9日までに報告された6人を分析対象とします。全員が医療従事者です。

ワクチン接種後、日本で最初に亡くなられたケースだと報告されたのはTさんです（61歳、女性）。２０２１年2月26日にワクチン接種（1回目）を受け、3日後（3月1日）に死亡しています。

検死の結果、「くも膜下出血」が死因とされました。

担当医の判断で、そのことが厚労省に報告されると、省内に設置された（専門家からなるワクチンの副作用を検討するための）「審議会」で、「ワクチンとの因果関係は評価不能」と結論されています（当否は後述）。

死亡しても報告されないケースがある

報告するかどうかを担当医の判断に委ねる、現行のシステムだと、じつは副作用死なのに報告されずに終わるケースが出てきます。報告されずに終わったケースの数を**「暗数」**と言います。

実際に、厚労省に報告されなかったことが判明したケースとして、北海道旭川市の病院事務職員Mさん（46歳、男性）の場合があります（本章で検討する6人には含めず）。

Mさんは、3月19日に第1回目の接種を受け、翌日（20日）の夜、急変して病院へ搬送されるも、息を引き取りました。

死因は「循環器系の病気」とされていますが、詳細不明。循環器系というので、おそらく「心筋梗塞」や「大動脈瘤の破裂」などでしょう。

なぜ「副作用疑い」として厚労省に報告されなかったのか。明確な報告基準がないから、と搬送先病院の院長は言います（以上は『週刊文春』2021年4月29日号）。

現行の副作用死の報告基準では、「医師が予防接種との関連性が高いと認める症状」などとされ、死亡したという一事だけでは、医師は報告しなくてよいのです。

逆に言うと、厚労省に報告された「副作用死（疑い）事例」は、担当医が「おかしい」「尋常ではない」「死ぬはずがないのに死んだ」「副作用だろう」と思うから報告を上げたわけです。が、後述するように厚労省の審議会ではことごとく、因果関係の判断不能と評価されています。本当でしょうか。

健康な若い女性に生じた悲劇を紹介しましょう。

同調圧力の果てのワクチン死

福岡県の公立総合病院に勤務する看護師Aさん（26歳、女性）は、3月23日に自宅で亡くなっているところを発見されました。いくつかの報道によると、発見前後の経緯はこうです。

・ワクチンを予約してから４日後の23日、職場の人たちは花束や色紙を用意してＡさんが出勤してくるのを待っていた。Ａさんは、この日をもって、この病院を退職する予定だったという。

・ところが、一向に出勤してこない。実家に確認しても、Ａさんは実家にいない。

・それで家族がＡさんのアパートに駆けつけると、部屋に変わり果てた姿のＡさんがいたのだった。

・「リビングで食事を摂っている最中に体調が急変したのでしょう。テーブルで嘔吐して、座った状態のまま後ろに仰向けになるように、目を見開いて倒れていたんです」「玄関先には、その日の夜勤に持っていくためのお弁当まで用意してありました」

・検死でＣＴ検査をした結果、Ａさんの**死因は小脳からの脳出血と、くも膜下出血**だと判明。Ａさんに既往症・基礎疾患はなく、明らかに突然死だった。

・ある病院関係者は「実はＡさんはワクチン接種をためらっていたんです」と。

３月上旬には、基礎疾患のない61歳の女性（冒頭で紹介したＴさん）が接種から３日後に亡くなっている。医療従事者の間では、この事実が瞬く間に広がり、Aさんは、この知らせを聞き、ワクチン接種をためらっていたが、3月19日に1回目の接種をすることになった。

・「1回目の接種については、病院のほぼ全員が受けることになっていました。この病院では、今年1月にコロナのクラスターが発生しており、もう2度とクラスターは起こせない」**「だから、必ずワクチン接種を。そんな同調圧力があったのは確かです」**。

・Aさんの母親は語ります。

「実は娘はコロナ病棟で働いていたんです。コロナ病棟はすごく嫌がっていましたが、（独身なので）断り切れなかったみたいです」

「娘はワクチンを打つことも嫌がっていました。親しい医師からも〝若いけん打たなくても大丈夫よ〟という意見があったらしいんです。でも勤務中に、何があったのかわからんけど、〝打つけん〟と電話がきたんです」

父親は、

「娘は26年間、健康そのもので、一度も大きな病気をしたことはありません。もちろん基礎疾患もなく、頭痛など些細な身体の不調を訴えることさえ、ほとんどありませんでした。

それがワクチンを打ったら、すぐに亡くなってしまった。原因はワクチン以外考えられないでしょう。このままでは娘のような悲劇は必ずまた起きると思います」と（2021年5月22・29日号「週刊現代」）。

厚労省「審議会」公表事例の検討

4月初めに開かれた審議会（死因検討会）に報告された死亡事例を検討してみましょう。厚労省審議会は、医療関係者91万3341人にファイザーワクチンを接種した段階で、3～19日後に6人が死亡したと公表しています（うち5人は初回接種後に死亡）。

事例1：前述Tさん、61歳、女性。ワクチン接種後3日目に突然死。

死因は**「くも膜下出血」**。診断根拠は、死後に採取した「髄液」に血液が含まれていたこと。

事例2：前述Aさん、26歳、女性。ワクチン接種後4日目に突然死。

死因は**「脳出血」**と**「くも膜下出血」**。診断根拠は、死後のCT検査。

事例3：72歳、女性。ワクチン接種して3日後に「脳卒中症状」を発症。救急搬送されるも、接種から5日目に死亡。
死因は**「脳出血」**。生前のCTにて判明。

事例4：65歳、男性。ワクチン接種後19日目に突然死。
死因は**「急性心不全」**。診断根拠は、検死による推測。

事例5：62歳、男性。2度目のワクチン接種をした翌日に死亡。
死因は**「溺死」**。湯船で溺れていた。解剖するも、溺れた原因は不明。

事例6：69歳、女性。ワクチン接種後9日目に突然死。死後に発見。
死因は**「脳出血」**。解剖で判明。

審議会では、いずれのケースも**「情報不足等によりワクチンと症状名（脳出血や溺死など）との因果関係が評価できない」**とされています。

では、その後に情報を集めて詳しい調査しているのかというと、それはしていません。どのケースも、審議会で報告されたあと、審議会が何度開かれても、追加情報は発表されず、**「因果関係が評価できない」まま**でいます。つまり因果関係を明らかにするつもりがないのです。

したがって、これら６件の死亡例は今後も「評価できない」まま推移し、実社会では**「因果関係不明」**と扱われ、そのうちには**「因果関係がなかった」**、**「副作用死ではない」**と受け取られ、事件は風化してしまうはずです。なお僕は、こうなるであろうと予言してきました（予言は、近藤誠がん研究所ＨＰ［重要医療レポート⑯］https://kondo-makoto.com）。

「出血性脳卒中」が増えている

これらの死亡例では、頭蓋内に出血したケースが多いですね。６例中４例もが頭蓋内に出血して亡くなっています。これだけ多いということは、ワクチンと出血の間には、何か関係があるのではないか？

ところが前述したように審議会では、６例とも「ワクチンと症状名との因果関係が評価できない」とされ、審議会の委員たちは（ある意味）自信たっぷりです。

その自信の根拠は突き詰めると、出血も心不全も溺死も、ワクチンを打っていなくても生じることがあるから、でしょう。

この点について審議会の場では、日本における（新型コロナ流行以前の）**「脳出血」**と**「くも膜下出血」**を**合計した「出血性脳卒中」による死亡数**を記した資料を配布しています。

そこには、コロナ禍以前である２０１９年の、出血性脳卒中による国民死亡数は**４万４５０７人**、とありました。

「ほら、コロナ以前にも出血性脳卒中でこんなに死んでいたでしょ」と言わんばかりです。「出血性脳卒中で普段こんなに死んでいるのだから、ワクチンとの因果関係はよくわからない」と主張したいのでしょう。

実際、その死亡数を知らされたら、一般の方々は、「ほう、普段からそんなに死んでいるのか」「じゃあ、ワクチンとは関係ないかな」という気持ちになるはずです。

しかしこのように、出血性脳卒中の数だけを強調するのは**詭弁**です。

なぜならば同じ期間、**「国民の全死亡数」は１３８万人**にも上ったからです。つまりワクチンを打たない自然な状態では、**出血性脳卒中で亡くなる方は、国民全死亡の「３・２

%」。

ところがワクチンを打つと、亡くなった**６人のうちの４人が出血性脳卒中**。その頻度は、じつに**自然死の20倍**にもなります。

このことから、**「ワクチン接種後の出血性脳卒中は、ワクチンの副作用である」**と断じることができます。

出血性脳卒中も新しい副作用か？

前章で紹介した「血栓症＋血小板減少症」は、従来のいかなるワクチンにおいても知られていなかった副作用です。コロナ遺伝子ワクチンは、これまで存在しなかった製法による、人類が初めて経験するワクチンなので、未知の副作用が生じても不思議ではありません。

それと同じく、ここで紹介した「出血性脳卒中」も、コロナワクチンによる新しい形態の副作用である可能性があります。

この点従来も、種々のワクチンで「脳出血」が見られてはいました。しかしその場合、出血が生じる前段階で、ミカエル医師のケースのように「血小板減少症」が見られるものです（前章）。

これに対し「出血性脳卒中」では、血小板減少症が先行しないようなのです。たとえば脳出血を来した事例3は、生前に血液検査をしていますが、血小板の減少が見られていません。また事例6は解剖をしていますが、血小板が減少しているという記載がありません。

留意すべきは、「血栓症＋血小板減少症」が生じるのは、遺伝子ワクチンのうち「アデノウイルス」を運び屋としているワクチンを接種した場合です。

これに対し「出血性脳卒中」が生じたのは、ファイザーワクチンという、「脂質」を運び屋としているワクチンです。

溺死や急性心不全を起こしたケース

6例中2例は、溺死や急性心不全で亡くなった、とされています。溺死したケースは解剖までしたのに、心筋梗塞や脳卒中などが生じた形跡は発見されませんでした。

急性心不全のケースも、死後に発見されたので、急性心不全が生じたことは確かめられていません。単なる推測です。

こういう場合、審議会が言うように「ワクチンと症状名との因果関係が評価できない」

のでしょうか。

否。解剖しても、ワクチンで臓器の機能障害が生じたなどの「所見」や「痕跡」が得られないこと自体が、まさにワクチン副作用死の特徴（のひとつ）なのです（前章）。

前章で、①ハンク・アーロンさんが突然死だったこと、②その理由としては、免疫システムが過剰に反応して「サイトカインストーム」が生じ、心臓や呼吸が止まったことが考えられる、と述べました。

ここで問題にしている、急性心不全とされたケースでも、サイトカインストームが生じた可能性が高いと思います。また溺死例も、入浴中にサイトカインストームが生じたとすれば、意識を失うでしょうから、そのまま溺れたとしても不思議はないわけです。

因果関係の判定を「専門家」に任せるな

一般の方々は、医師であるワクチン専門家に「因果関係はない」「因果関係の評価ができない」などと言われると、そのまま信じてしまいがちですね。

しかし、ことワクチンに関しては、専門家たち、とくに厚労省審議会の言うことを信じてはいけません。いかなる場合にも、ワクチンによる副作用死を認めることがないからです。そう言う根拠のひとつは新型インフルエンザでの経験です。第4章で述べたことですが、重要なので再言します。

２００9年に新型インフルエンザが流行したとき、急いで新型用のワクチンを作って大勢に接種しました。すると急死例が相次ぎ（コロナワクチンと同じように）、担当医が「副作用死の疑い」として厚労省に報告したのが「１３１人」。

ところが（専門家からなる）審議会では、「接種後5分で心肺停止したケース」を含め、「ワクチンで死亡した」とか「因果関係がある」と認定したケースは皆無だったのです。

だから今回のコロナワクチンでも「死亡との因果関係がある」と審議会に認められることは99・9％とないと断言できます（１００％と言わないのは、僕が御天道様ではないから）。

だからコロナワクチンの場合も、因果関係の判断を専門家に任せてはならず、あなたがた自身で行う必要があります。

まず前提として、元気で健康な人に打たれるワクチンは、「打つ必要があります」とか「打っても大丈夫ですよ」などと専門家や政府に言われて、その気になって打つものです。

それなのに接種直後に死亡したら、そのこと自体で「ワクチンのせいだ」と受け取っていいのです。事例1から事例6までの遺族や関係者は「ワクチンのせいだ」と直感しているはずですが、それは当然だし、正しいのです。

「突然死」に納得できない遺族

その6人のあと厚労省に報告されたひとりに病院事務職員のKさん（46歳、男性）がいます。ワクチン接種後に急死したのです。死因は「大動脈解離」でした。審議会では、やはり「因果関係が評価できない」と判定されています。

Kさんの友人が語ります。

「Kさんは身長が１８０㎝以上あり、がっちりした体型でした。持病なども聞いたことがありません。お子さんもまだ小さいですし、家のローンも残っていたようで、『自分がしっかりしていないと』と、健康には特に気をつけていました。それが接種した翌日に亡くなるなんて、ワクチン以外の理由は考えられません。（厚労省に）接種と因果関係はないと言われても納得できません」と（「週刊現代」２０２1年5月22・29日号）。

副作用の「新しい判定基準」

納得できないですよね。遺族や関係者にとって因果関係判断が納得できない理由は、大きく2つあります。第一つは審議会委員を務める専門家らの目的ないし姿勢です。彼ら／彼女らの目的は、副作用死をひとつも認めず、闇に葬ることにあるのです。これまでの（他のワクチンの場合を含め）副作用死に関する審議内容を精査すれば、そのことを感得できます（『ワクチン副作用の恐怖』）。

第二には、因果関係を判定する方法自体に欠陥ないし間違いがあります。たとえ審議会に、正義感の強い専門家がいたとしても、現行の「判断基準」では、因果関係を肯定するのに困難を感じるケースは少なくありません。たとえワクチンの副作用で亡くなっても、遺体にはその痕跡が残らないからです。

したがって、判断基準自体を合理的なものに変更する必要があります。ワクチンによる副作用死の「新しい判定基準」を提案するゆえんです（前章）。

新しい判定基準を再言すると、

①ワクチン接種後、1か月以内に急死し、医療機関や医師から「副作用疑い」として報告されたケースは、ワクチンの副作用が原因だと「推定」する。

②この推定を破る（覆す）には、（因果関係を否定しようとする側が）「ワクチン以外の原因」で死亡したという証拠を提出して立証する。

こうなります。

この基準によれば、溺死例や急性心不全ケースを含め、ここで紹介した6例全部が、副作用死と認定できます。

認められない「副作用死」

ワクチン後に死亡した人数は、厚労省の発表が行われるごとに増え、5月26日までに85例に上っています。

すでに紹介した事例のほかは、26歳の男性や37歳男性のケースなどが目立ちます。どちらも死因は心肺停止とされていますが、要するに急死して発見されたものでしょう。40代も6人が急死しています。

これらの方々はお若いので、おそらく先行接種をされた医療従事者でしょう。同調圧力の果てに落命された可能性があります。国の方針として医療従事者に先に打つのは「人体実験ではないか」との批判がありましたが、あながち間違いではないようです。

これら85人のうち、審議会の評価が終わった例では、いずれもが「ワクチンとの因果関係が評価できない」とされています。（審議会の委員である）専門家らは、医薬品業界の利益のために、またワクチンを打っていきたい政府の意をくみ、頑として副作用死であることを認めないし、今後も認めることはないでしょう。

アナフィラキシーとアナフィラキシーショック

ワクチンで生じる副作用として繰り返し報道された**「アナフィラキシー」**と**「アナフィラキシーショック」**はすっかり有名になりましたね。

アナフィラキシーというのは、特定の食べ物（そば、ピーナッツなど、個々人によって異なる）を摂取した場合や、ハチに刺された場合などに生じる「急性・全身性のアレルギー反応」で、じんましん、息苦しさ、くちびるの腫れなどが生じます。

それが高じて、急激な血圧低下や意識を失うなどの「ショック症状」が生じると、「アナフィラキシーショック」と呼ばれ、緊急に治療しないと命に関わります。

アナフィラキシーショックは、免疫システムの過剰反応で、免疫細胞から分泌されるサイトカインが症状を引き起こします。つまりリイトカインストームの一種です（Immunol Lett 2020;228:38）。

アナフィラキシーショックは、ワクチン接種した後すぐ、およそ30分以内に生じるのが普通です。そのとき、「アドレナリン」というホルモンを注射すれば、おおむね救命できます。

今後ワクチン接種を受ける方は、アナフィラキシーショックが生じたときに正しい手順で治療してもらえるよう、救急処置に慣れた医師がいる会場で受けてください。個人クリニックでの接種は、この懸念があるので、敬遠されたほうがよいでしょう。

以下、単にアナフィラキシーと語った場合には、アナフィラキシーショックも含めます。

現在日本で打たれているファイザーワクチンでも、アナフィラキシーが生じます。その頻度は「米国副作用報告システム」によると、全米で１８９万人に打った段階で21人。「１００万人につき11・１件」とされてきました（MMWR 2021;70:46）。

日本では、３月９日までに国内で接種を受けた方は計10万７５５８人、アナフィラキシーと報告されたケースが17人、と報道されました。全員が女性です。

これだと発症頻度は「１００万人当たり１５８件」になります。米国の14倍です。

日本人にアナフィラキシーが多い理由

なぜ日米で、アナフィラキシーの発症頻度にこれほど差がついたのか。

ひとつには、副作用情報を集める体制（システム）の違いです。

そもそも米国の副作用報告システムは、ある意味「ザル」のような代物なのです。というのもこのシステムは、ワクチンを接種された人が（自身に生じた）副作用を報告するのがメインであるため、報告されないケースが山のようにあるからです。「死人に口なし」にもなります。したがってこのシステムから発表される副作用の頻度や率は、どう頑張っても「過少」でしかあり得ないのです。つまり報告された数に**暗数がある**。

これに対し日本は、4月になるまではもっぱら医療従事者に接種していたため、副作用が生じた場合に、同じ医療機関の医師らが把握しやすかったはずです。また新聞テレビなどのメディアも、鵜の目鷹の目でアナフィラキシー情報を集めていました。

それゆえ日本で公表される副作用情報は、これまでのところは真実に近いだろうと思います。報告例を検討する厚労省の審議会も、亡くなったケースでなければ、「アナフィラキシーだ」と正直に認定しています。

日米でアナフィラキシーの発症頻度に違いが出た別の理由としては、人々の**「体質」**の違いが考えられます。ただそれぞれの国に住む人たちの体質を研究することは難しいので、本当に違いがあるかは不明です。

ここからは若干推論になりますが、日米の仕人を比べると、その体格に大きな違いがあります。日本人は肥満度を表す「ＢＭＩ」が30以上の「肥満者」は人口の「４％」を占めるのみですが、米国には「40％」もいます。

要するに、日本人のほうが全体的に華奢《きゃしゃ》なのに、ワクチン接種となると、米国人と同じ薬量を打たれているのです。副作用に違いが出ないほうが不思議です。

ワクチン接種の副作用は2回目のほうが多いのはなぜか？

ワクチン成分に対して、免疫システムが反応しているからでしょう。

この点コロナ以外のさまざまなワクチンでも、接種部位に「発赤」「痛み」「熱感」などが生じることがあります。これはワクチン成分に対して「免疫反応」が生じ、「炎症」が起きているからです。

ファイザーやモデルナのワクチンは「遺伝子ワクチン」で、ｍＲＮＡを「脂質」が包んでいます。この脂質やｍＲＮＡはヒトにとって「異物」なので、免疫反応が起こり、炎症が生じるわけです。

ただ「反応」が起きるにも、免疫システムの側に（ある程度の）備えが必要です。つまり抗体などをつくるリンパ球が体内に（一定程度）存在している必要があります。しかし何しろコロナワクチンは、「新規の異物」なので、リンパ球が十分に存在しない人もいます。それで1回目の接種では、炎症が起きなかったり、起きても弱いものになったりするわけです。

しかし1回目の接種後は、免疫システムが動きだし、ワクチン成分に対する「メモリー細胞」（3章）をつくり出します。そうやって免疫システムの準備が完了したあと、2度目のワクチン成分が注射されると、免疫反応が強く出て、炎症症状も強烈になるわけです。

具体的な副作用の症状とは？

いろいろなメディアに体験談が載っているので、少し整理しましょう。

1回目の接種後：「接種当日は何も起きず」「翌日に脇の下が腫れた」「痛みで重い物がもてなくなったが、1日で治った」「接種部位が赤くなったが、体調に変化はなかった」等です。

2回目の接種後：「同じワクチンとは思えなかった」「接種した翌日に高熱が出た」「次の日に高熱と重い倦怠感《けんたいかん》（ダルさ）が生じて、仕事を休んだ」などです。

2回目の接種では、発熱・頭痛・疲労感など、日常生活に差支える、副作用の頻度が高くなる。そのため、同居する家族とは、接種日をずらすことが勧められています。おなじタイミングで接種して症状がでると、共倒れになる可能性があるのです。

1回目の接種で、死にかける人もいます。

信州大学特任教授の原田曜平氏（44）が父親の状況について話されています。80代の父がワクチン接種後、「家に戻って少ししたら40度近い高熱。元気な父が全く動けなくなり、何も食べられず、体の一部が腫れ上がり」などの症状に見舞われ、救急搬送。「とりあえずの病名はワクチンの副反応による多形滲出性紅斑と蜂窩織炎だった。13日たっても、やせ細って、車椅子」と。亡くならなかっただけ幸運でした。

失神もアナフィラキシーショック？

テレビカメラの前で失神した人がいます。

米国で実地接種が始まってすぐ、接種勧告に役立てようと、注射されたばかりの病院看護師（30歳、男性）を連れてきて、テレビの生放送が行われていました。

すると彼は、突然体調が悪化し始め、接種17分後にカメラの前で気絶し、その場面はそのまま放送されました。幸い同僚による救急処置によって、彼は意識を取り戻しました。

これはおそらく、アナフィラキシーショックが生じたものでしょう。

何時間もたってから気を失うこともあります。

それについては大江千里さん（NY在住ピアニスト、60歳）が『文藝春秋』に体験談を語っています（2021年4月号）。

彼はモデルナワクチンを打ち、1回目は腕が痛くなったけれども、翌日には軽快。そして1か月後に2度目の接種。その日の夜（21時半くらい）に呼吸が苦しくなり、全身の痛みが激しくなる。その後に意識を失い、幸い夜明けに気がついて生還できた、というのが経過です。

この発作は、注射直後に生じたものではなく、典型的なアナフィラキシーショックではありません。しかし、強い免疫反応が生じたことは間違いない。「遅発型」のアナフィラキシーショックとも言えるでしょう。

失神する仕組みとしては、免疫反応が強くて、一種の「サイトカインストーム」が生じたのでしょう。自然に目が覚めて生還できたのは運が良かった。ハンク・アーロンさんも同じ仕組みで失神した可能性が高いけれども、目を覚ますことがなかったわけです。

なぜアナフィラキシーは女性に多いのか？

これまでのところ、アナフィラキシーが発症するのは、圧倒的に女性に多い。その理由を考えてみましょう。

この点アナフィラキシーは免疫システムが関与して生じる「免疫反応」ですが、同じく免疫システムが関与して生じる「関節リウマチ」「甲状腺機能亢進症」などの「自己免疫疾患」も女性に多いのです。それで免疫システムが関与して生じる「病気」や「反応」は女性に多くなるのだろう、との意見が優勢です。

ただこれは、アナフィラキシーが女性に増える「仕組み」を具体的に説明していないので、何も解明していないに等しい。自己免疫疾患に類似した仕組みが存在するとは思いますが、当面、女性に多いという事実を知るだけで満足すべきでしょう。

第二の理由としては、ワクチン接種が先行したのが医療従事者だったことが関係しているでしょう。医療従事者にはナースや事務員など女性が多いという特徴があります。母数が多ければ、副作用を発症する実人数も増えるでしょう。

第三には、前述した体格の問題も関係しているかもしれません。

日本人の間でも、一般に男性よりも女性のほうが華奢なので、ワクチン接種で打たれる薬量が過剰になっており、そのためアナフィラキシーが増えている可能性です。

「女性は副作用が強く出るようなので、気をつけてください」と言いたいのですが、ワクチンを打つ以上は、どこをどう気をつけたらいいのか不明なため、格別のアドバイスはありません。

最終章

結局、ワクチンは打ったほうがいいのか？

結局ワクチンは、打ったほうがいいのか、打たないほうがいいのか？

これはワクチンの「有効性」「副作用」「必要性」を勘案して、ご自身で決めるべきです。事故があっても自己責任ですから。

ただし「有効性」については勘違いしておられる方が大勢います。また「副作用」の観点から、明らかに打たないほうがいい人たちもいます。

そこでここでは、「有効性」と「副作用」に関する最新情報を提供します。

英国での有効性はロックダウン効果か？

ワクチンの実地接種は、各国でかなり進んできたので、それらの国々での実績が、日本での「有効性」の参考になるでしょう。

たとえば、世界で真っ先に接種を始めた英国では、感染者数と死亡数とが激減し、死亡数がゼロになった日もある、などと発表されています。接種に用いたワクチンは、ファイザー製、モデルナ製、アストラゼネカ製と、いずれも遺伝子ワクチンです。

ただ前に指摘したように、感染者数と死亡者数の激減には、同時に実施された、厳格なロックダウンの影響はないのか、という疑問が残ります。

この点英国では、ロックダウンは（順次）緩和されつつあり、8月ごろまで感染者数の再上昇がなければ、激減はワクチン効果だったと見ていいでしょう。

しかし5月半ばには英国で、インド株の感染者が増え始めています。これまで実地接種してきたワクチンは、インド株にも効くとされてきたので、感染者の激減はやはりロックダウン効果だったか。今後を見守る必要があります。

イスラエルでの実績と懸念

ファイザーワクチンを住民の多数に接種したイスラエルでも、高い有効率が報告されています。2回接種を終えてから7日以上たった人たちでの、コロナの発症予防の有効率は94％とのことでした（N Engl J Med 2021; 384:1412-1423）。

他方で懸念材料もあります。ワクチン接種率（2回接種済み）が62・2％と世界で最も高い（インド洋の島国）セーシェルでの出来事です。新たな感染者数が5月7日までの1週間で2倍以上に増加し、そのうち37％の人は2回のワクチン接種を済ませていたと言います。原因は不明です（Bloomberg 2021.5.11）。

そうすると、イスラエルでの成績にも少し疑いを持つ必要があるでしょう。なぜならばイスラエルは、周辺のアラブ諸国といわば戦争状態にあり、周辺国を喜ばすようなコロナ情報は外部に発信しない（できない）可能性があるからです。

日本における副作用死の最新情報

日本でワクチン実地接種が始まった2月17日から4月7日までに死亡し、担当医らが厚労省に「副反応死（疑い）」として報告した人数は、4月9日段階で6人でした（前章）。そしてその後も、続々と新たなケースが報告されています。

この章を執筆している（5月下旬の）段階では、計85人となっています。高齢者への接種が開始され、死亡数がうなぎ登りに増えているわけです。

表2は、これまで厚労省に報告された「副作用死（疑い）」例を年齢別に示したものです。これらは（前章で解説したように）「疑い」ではなく、「副作用死」と考えるべきものです。表には（本書の）校正作業中に発表された最新情報をもとに掲記します。

なおこれらの数値には、厚労省に報告されない「暗数」を伴うはずで、掲記したより多

表2　年代・性別による日本のコロナワクチン接種後の死亡人数

年齢	男性（人）	女性（人）
20代	2	1
30代	2	0
40代	1	6
50代	3	3
60代	8	8
70代	25	8
80代	37	31
90代	13	42
100代	1	5
計	92	104

2021年6月9日現在
第61回厚生科学審議会予防接種・ワクチン分科会副反応検討部会より

いと考えるべきです。実地接種が進むにつれて、人々の副作用死に対する緊張感が薄れ、あるいは麻痺して、死亡率の高い超高齢者では、暗数が（報告された数の）数倍になることもありえると見ています。

ワクチンは劇薬

表2は、校正最終段階までに得られたデータにもとづいていますが、以下の本文は（校正段階で修整するのは困難なので）5月下旬の情報をもとに記しています。お許しください。

さて、5月下旬までに亡くなっていたのは、前述のように85人です。

うち20代が3人、30代が1人、40代が6人、

50代が4人。すべて先行接種がなされた医療従事者でしょう。まだこれからという人たちなのに痛ましい。扶養すべきお子さんがいた方もいらっしゃいます（前章）。

これらの方々は、先行接種の対象となって「ラッキー」と喜んでいたのでしょうか。それとも職場の同調圧力に負けて、いやいや打ったのでしょうか。少なくともおひとりは、同調圧力の犠牲者のようです（前章）。

若い方まで亡くなるのを予知していたのか、厚労省は、ファイザーワクチンの承認に際し、**「劇薬」**に指定していました（「コミナティ筋注」添付文書）

全員接種が始まったらどうなるか？

コロナではほぼ死ぬことがない20代について考えてみましょう。

現在、日本の20代の人口は約1200万人です。そのうち何人が医療従事者としての先行接種を受けたのか、データが発表されていないので不明です。ただ70代でも医療従事者として先行接種を受けており、未成年者から70代までまんべんなく接種対象になっています。また5月14日現在、1回でも接種を受けた医療従事者は約350万人です。結局20代に限れば、少なくとも50万人前後が先行接種を受けたのではないか。

とすると、**50万人につき3人が副作用死**したことになります。

これから接種対象を広げて、もし**1200万人の20代全員に打つと、72人が副作用で亡くなる**という計算になります。

これに対し、新型コロナそのもので20代は何人亡くなっているでしょうか。答えは全国で3～4人程度です（情報が錯そうして曖昧な部分がある）。どうみても、ワクチン接種で亡くなる人のほうが多い。

超高齢者と基礎疾患がある人は、ワクチンで死亡しやすい

90代、100歳以上といった「超高齢者」にも死亡者が多く出ています。この年齢層は人口が少ないので、一定人口当たりの死亡者数はかなりの数になるはずです

表には（スペースの関係で）記載できませんでしたが、基礎疾患のある方が多数含まれています。アルツハイマー型認知症、てんかん、統合失調症、心臓病、誤嚥性肺炎、脳梗塞、慢性腎不全などなどです。37歳の医療従事者には花粉症がありました。やっぱりアレルギー性疾患は危ないようです。

接種を受けたその日に亡くなっているケースが3例あります。接種後24時間以内だと10人以上です。それでも審議会は、ワクチンとの因果関係は「評価できない」としています。コロナ以外の従来からあるワクチンでも、接種して5分後、10分後に亡くなったケースが「因果関係不明」と処理されてきたので、予想した通りです（前章）。

臨床試験から除外されてきたハイリスクな人々

ワクチンの有効性と安全性を調べる「第三相試験」についてすでに解説しましたが、重複をおそれず説明すると、この試験では「超高齢者」と「基礎疾患」がある人たちを除外しています（5章）。

たとえばファイザーワクチンの第三相試験では、基礎疾患となる「心筋梗塞」「腎臓病」「重度の糖尿病」はそれぞれ、全被験者の1・0％、0・7％、0・5％しか含まれていませんでした（N Engl J Med 2020;383:2603）。

また被験者の上限は85歳までで、75〜85歳は対象としていましたが、全被験者のわずか4％でした（FDA Briefing Document）。

つまりワクチンで亡くなりやすい超高齢者や基礎疾患がある人たちでの安全性は確認されていないのです。住民への実地接種になったとき、死者がどんどん生じるのは当然のことでしょう。

しかも第三相試験は、ビア樽型の肥満者が多い欧米で実施されました。仮にそれで安全性が認められたとしても、小柄で華奢な体格の人が多い日本では、ワクチンの接種量が過剰になっている可能性が高い。人々が死亡するのは、ワクチンそのものの性質のほか、薬量の過剰も関係しているはずです。

なお第三相試験から、超高齢者や基礎疾患がある人たちが除外されていたということは、**これらの人たちでは、**ワクチンの安全性ばかりでなく、**「有効性」も確かめられていない**ということです。

妊娠中の女性も試験から除外されてきた

新型コロナワクチンの第三相試験では、妊娠中の女性や授乳中の母親は、被験者から除外されてきました。したがって、それらの人たちにワクチンを打った場合の有効性や安全性（＝副作用）も調べられていない、ということです。

ただ欧米では、これらの人々が新型コロナで何十人と死亡しているので、ワクチンを接種する「必要性」は高いように思えます。そのため欧米の専門家のあいだでは、有効性や安全性は度外視して、ワクチンを打ってしまえ、という風潮になっている。ある意味、無責任ですね。

たとえば米国の産婦人科関連の医学誌は、

「妊婦、胎児、新生児に対するコロナワクチンの安全性と有効性は未知のままである」

「コロナワクチンの安全性データが欠如していることを伝えたあと、コロナワクチンを妊婦にオファーすべきである」

と述べています（Am J Obstet Gynecol　2021:224:484）。いやはや。

ただ日本では、妊婦がコロナで死亡したという話は、寡聞にして聞かないので、安全性に懸念があるワクチンを打つ必要はないでしょう。

個人免疫と集団免疫

ワクチンを打つ目的には、個人レベルのものと、国家や集団レベルのものとがあります。

前者は、①自然な状態ではコロナで死亡する可能性が高い人に、ワクチンを打って、その人が感染したり、亡くなるのを防ごうという目的です。**「個人免疫」**の獲得目的と称することにしましょう。

後者は、②ある国や集団にコロナがまん延して重症化する人や死亡者が増えるのを防ごうとするものです。**「集団免疫」**獲得目的と称しましょう。

現在日本で進められている実地接種は、「個人免疫」目的と「集団免疫」目的の両方が混在しています。

この点コロナにかかると亡くなる可能性がある70代での接種には、これら2つの目的が併存していると考えられます。なお超高齢者では前述したように臨床試験の対象外だったので、個人免疫の獲得に役立つかどうかは不明です。

次に、より若くてコロナで亡くなりにくくなっている60代や50代の接種では、個人免疫の獲得目的は薄れていき、集団免疫が前面に立つことになります。

この年代の、ワクチン接種の当否は微妙ですね。70代以上と比べたら、コロナで死ぬ可能性は断然低いけれども、絶対に死なないとは保証できない。他方、ワクチンの副作用で死亡する可能性もかなりある。結局、各個人で接種の当否を検討してください、としか言えません。よく考えて決めてください。

若い世代はワクチンを受けないほうがいい

以上に対し、20代〜40代への接種は、集団免疫の獲得目的以外は考えにくい。たとえコロナに感染しても、めったに亡くなることはないからです。

そう言うと、20代でもコロナで死んでいる人がいるじゃないか、という反論が聞こえてきそうですね。しかし人は、何ごとにつけ利害得失を考えて決断を下さなければなりません。ものごとにゼロリスクはあり得ないのです。たとえば交通事故で亡くなる可能性があるからといって、外出するのをやめますか？

前のほうで20代の副作用死について計算しましたが、コロナで亡くなる可能性よりも、ワクチンを一斉に打ったときのほうが、死亡者数はずっと多くなるはずです。

医療機関や介護施設の職員が、高齢者や虚弱者の「防波堤」になるために接種を半強制され、あるいは同調圧力に負け、副作用死しているのは悲劇です。

大事なことなので別の言い方をすると、若い人たちが受けてくれれば、無症状者から他人にコロナをうつすリスクが減るだろう、という考え方ないし主張があります。これは論理的にはその通りでしょう。しかし、それと引き換えにワクチンを打った若い人が大勢死ぬはずです。

もともと亡くなりそうな方がコロナで死亡するのはある意味自然な現象です。しかしコロナで亡くなる可能性の低い若い方々が、ワクチンで死ぬのは不条理です。不条理なことが生じないようにするには、「他人のために死亡するリスクを冒さなくていい」と言わねばなりません。

子どもはコロナ死より副作用死率のほうが高い

10代とそれ未満の子どもらは、さらなり。

日本では、その年代の子どもらは、いまだひとりとして、コロナで亡くなっていないのです。

この点欧米では、子どもでもコロナで亡くなるケースがありますが、子どもでもビア樽型の肥満児が多くいるのが一因でしょう。他方で貧困国では、栄養失調のためにコロナで亡くなりやすくなっている。「外国で子どもがこんなに死んでいるから」という強迫言辞は無視しましょう。

日本でも今後、子どもがコロナで亡くなることがあるかもしれません。しかしそれを理由にワクチン接種を決めると、かなりの数のお子さんが副作用で亡くなるはずです。コロナ以外の種々のワクチンでも、大人より子どもの副作用死率のほうが高いのですから。

僕はワクチンを打たない

最後に、僕がどうするかを記しておきましょう。

僕はじきに73歳になる高齢者で、ワクチン接種券も地元の保健所から届いています。

しかし僕は、ワクチンを打つつもりが全然ない。

まず、新型コロナは僕にとっては「ただの風邪」としか思えないからです。

高齢者であっても、新型コロナが重症化しない人のほうが多数派で、その人たちにとっては従来型の風邪コロナやインフルエンザと一緒です。（以下ではインフルエンザを含め「ただの風邪」と称す。）

ただ新型コロナでは、虚弱高齢者が多数、死亡しているわけですが、従来はどうだったのか。これまでだって高齢者は、「ただの風邪」をきっかけに肺炎を起こし、よく亡くなってきました。それがコロナに代わっただけ、と思えばいいのではないか。

新型コロナで亡くなるのも、虚弱高齢者にとっては「ただの風邪」に起因する、避けられない宿命ではないでしょうか。

製薬会社や各国政府の発表する、ワクチンの有効性がどこか信じられないのも理由です。

そして何より、副作用が恐ろしい。たとえ死ななくても、発熱などの副作用がひどく、失神することがあるというのも恐怖です。

それでもゼロリスクはあり得ないので、自然に任せた場合に、新型コロナにかかって重症化することもあるだろう、とは思っています。

でも新型コロナなどの風邪に関しては、自力で変えられる運命もあるはずです。

肝腎なのは、**熱が出ても解熱剤を飲まないこと**。

僕は20代に解熱剤の問題に気づいて以来、半世紀近く、解熱剤を飲んだことがありません。そのためでしょう、熱のために寝込んだことはなく、慶應病院時代もセカンドオピニオン外来も、風邪で休んだことが一度もない。

生活習慣病などのクスリを飲まないことも、感染症に対する抵抗力をつけているはずです。種々のクスリが免疫システムの働きを悪くすることについては、拙著『…ひみつ』で詳しく解説しています。

そして僕は、以前から感染症対策に努めてきました。

感染を防止するのではなく、**むしろ積極的にウイルスに自分をさらし、ウイルスをもらって風邪をひいてしまう。**それによって免疫システムが刺激され、未知の病原体に対する「交差免疫」もできるだろうし、からだの抵抗力が強化されると考えたからです。

そのため慶應病院時代から、外来にマスク姿の患者さんが来たら、たとえ咳をしていてもマスクを外してもらっていました。「あなたのウイルスをいっぱい浴びて、抵抗力をつけたいから」と言って。（マスクを外してもらう別の理由は、がんの患者さんと意思疎通するには、相手の表情を見ながら会話することが欠かせないと思うからです）。

こうした努力にもかかわらず、もし新型コロナに感染し、重症化した果てに死亡するなら、それは僕の運命でしょう。いさぎよく甘受するつもりです。

【緊急追記】

本文で述べたように、一般的には、最終校正段階に入ってからの文章の追加や変更は難しいのですが、本書では余白が生じることが判明したため、これだけはどうしても言っておきたいことを追記します。

6月9日の厚労省審議会の発表によると、ワクチン接種後の死亡者が（2週間前の発表の85人から）111人増えて、196人になっていました（表2）。増えること自体は予測していましたが、増え方があまりに急速、かつ、死者の数も多いので、驚いています。

そして審議会は（ここに至っても）すべてのケースで、ワクチンと死亡との因果関係が評価できない、との言明を繰り返しています。この調子だと、死者がたとえ数千人になろうとも、同じことの繰り返しでしょう。審議会や厚労省は、どんなケースでも因果関係を認めるつもりがない、と断じて差し支えないと思います。

これは審議会委員と厚労省による、医学ないし医学的事実評価に対する裏切りです。そして、人間社会もしくは人々に対する背信です。ワクチン接種は、このような裏切りと背信の上に成り立っていることを銘記すべきです。

近藤 誠（こんどう・まこと）

1948年生まれ。1973年、慶應義塾大学医学部卒業後、同医学部放射線科に入局。「乳房温存療法」のパイオニアとして知られ、安易な手術、抗がん剤治療を批判。2014年同大学を定年退職後、「近藤誠がん研究所　セカンドオピニオン外来」（https://www.kondo-makoto.com）を運営。主な著書に『患者よ、がんと闘うな』（文藝春秋）、『医者に殺されない47の心得』（アスコム）、『がんより怖いがん治療』（小学館）などがある。2012年、菊池寛賞受賞。

デザイン　稲野 清（B.C.）
写真　松美里枝子（人物）、iStock（カバー）
図版　タナカデザイン
校正協力　濱松岳志（聚珍社）
編集　水野麻紀子

新型コロナワクチン　副作用が出る人、出ない人
2021年7月17日　初版第一刷発行

著者　近藤 誠
発行人　水野麻紀子
発行所　株式会社 小学館
〒101-8001 東京都千代田区一ッ橋2-3-1
電話 03-3230-4265（編集）
03-5281-3555（販売）
印刷所　萩原印刷株式会社
製本所　株式会社若林製本工場

ISBN978-4-09-388831-8